DES L'ÉRYSIPÈLE CHEZ LES VARIOLEUX

DE L'ÉRYSIPÈLE

CHEZ LES VARIOLEUX

PAR

Joseph CAVARÉ,
Docteur en médecine de la faculté de Paris.

PARIS
OCTAVE DOIN, LIBRAIRE-EDITEUR
8, PLACE DE L'ODÉON, 8

1880

DE L'ÉRYSIPÈLE

CHEZ LES VARIOLEUX

PAR

Joseph CAVARE,
Docteur en médecine de la faculté de Paris.

PARIS
OCTAVE DOIN, LIBRAIRE-EDITEUR
8, PLACE DE L'ODÉON, 8

1880

DE L'ÉRYSIPÈLE

CHEZ LES VARIOLEUX

Pendant le cours de nos études, nous avons eu l'occasion d'observer dans le service de notre excellent maître M. le professeur Brouardel, un certain nombre d'érysipèles venant compliquer la variole à la période de desquamation.

En recherchant dans les auteurs et dans les statistiques nombreuses ce qui a trait à la variole ou à ses complications, nous avons pu voir que l'érysipèle était à peine noté. C'est ce qui nous a donné l'idée de réunir dans ce petit travail les cas que nous avons observés dans le service de notre excellent maître.

Dans une première partie, nous réunirons ce qui a été fait sur l'érysipèle dans le cours de la variole; que cet érysipèle survienne pendant la période d'état ou pendant la convalescence. Nous nous appuierons surtout pour cela, sur les statistiques d'épidémies de variole observées dans les dix dernières années et sur les observations consignées dans les thèses afférentes au même sujet.

Nous regrettons que le temps ne nous ait pas permis de faire faire des recherches plus complètes dans les auteurs allemands ou anglais. Nous citons cependant une statistique de Ziemssen portant sur cinq cents cas de variole.

Dans la seconde partie de notre travail, nous étudierons, d'après nos observations personnelles et d'après les observations inédites qui nous ont été gracieusement offertes (1), l'érysipèle chez les varioleux, tant au point de vue étiologique qu'au point de vue des symptômes et du traitement.

Nous établirons, à la fin de notre thèse, quelques conclusions qui nous paraissent ressortir de l'étude de cette complication de la variole.

Que M. le professeur Brouardel nous permette de lui exprimer ici notre profonde reconnaissance pour les bons conseils et les sages leçons qu'il n'a cessé de nous prodiguer pendant le cours de nos études. Qu'il veuille bien en outre recevoir l'hommage de cette thèse inspirée par lui et dont il nous a fourni les principaux documents.

(1) Je remercie vivement MM. Chauffard, Bastard, Josias, Barthélemy et Durand-Fardel des observations qu'ils ont bien voulu me communiquer. Que mon excellent ami de Lapersonne, qui a rendu ma tâche plus légère, en m'aidant dans mes recherches, reçoive ici mes sincères remerciements.

PREMIÈRE PARTIE

INTRODUCTION

Lorsqu'on lit les auteurs anciens qui ont fait les plus belles études de la variole, on voit qu'à chaque instant le mot érysipèle est prononcé.

D'après eux, l'érysipèle viendrait compliquer fréquemment le début de la variole ; mais, si on approfondit leurs observations, on remarque qu'il ne s'agit, en somme, que de la forme érysipélateuse du rash variolique.

Il faut arriver aux études magistrales de la variole faites par Sydenham, Morton, Frank, Borsieri, pour voir bien décrites ces différentes formes d'éruptions du début, et pas un d'eux ne décrit l'érysipèle comme complication de la variole. Cependant Morton, Borsieri et Sydenham, frappés par l'intensité du rash érysipélatoïde, avaient donné à ces cas le nom de variole érysipélateuse.

On s'est appliqué, dans ces dernières années, à bien distinguer le rash érysipélatoïde (du reste très rare) de l'érysipèle lui-même.

Dans son livre des fièvres, Borsieri, à propos de la variole confluente maligne, dit ceci : « Sous l'éruption pustuleuse (deuxième stade) qui, d'ailleurs, est moins apparente, la peau entière se couvre bientôt et presque en un instant d'une rougeur érysipélateuse pénétrante et profonde, et se tuméfie. Cette rougeur, pendant les trois jours que met l'éruption à s'accomplir, se montre constante, égale, immuable, excepté sur la face et les lèvres, dont le gonflement croît de plus en plus pendant tout le cours de ce stade et jusqu'au premier jour de la maturation. » Borsieri ajoute que cette forme de variole est terrible et que la mort a lieu vers le premier ou le deuxième jour de la suppuration.

Cette forme de variole s'observe très rarement, et peut être dite, avec quelque raison, érysipélateuse.

Sydenham, dans sa description de varioles anomales, observées à Londres, pendant les années 1670, 1671 et 1672, remarque que : les rougeurs paraissent le second ou le troisième jour, sous l'aspect d'une tumeur rougeâtre et uniforme qui couvre tout le visage, plus résistante que l'érysipèle, sans qu'il y ait presque aucune marque visible de pustules, etc.

C'est bien là la description du rash érysipélatoïde, auquel ces grands observateurs ont donné le nom de variole érysipélateuse. Mais ils ne parlent pas de l'érysipèle proprement dit, comme complication de la variole.

Les auteurs contemporains étudient plus spécialement l'érysipèle comme complication de la variole.

Un des premiers travaux qui ait été fait est dû à M. Hervieux (1). Il cite un cas de mort, à la suite d'érysipèle, dans le déclin de la variole.

M. Jacob (2) note l'apparition de l'érysipèle au douzième ou quinzième jour, dans les varioles confluentes. Il détermine, dit-il, le développement d'une fièvre qu'il appelle fièvre tertiaire ou de complication : d'après lui, l'érysipèle entraînerait souvent la mort.

M. Nicollet (3) ne fait que citer l'érysipèle comme complication et paraît lui accorder un pronostic grave, sinon fatal. M. Dorion (4) croit que l'érysipèle peut survenir du treizième au quatorzième jour, dans les varioles confluentes ; alors le gonflement persiste ; il y a de la fièvre à laquelle on a donné le nom de fièvre tertiaire ou de complication et qui entraîne souvent la mort.

M. Boutet (5) cite l'érysipèle comme une complication assez commune à la période de dessiccation et d desquamation. Il survient, dit-il, du onzième au quinzième jour, et dépend de l'irritation causée par les croûtes ou du grattage du malade ; ou bien d'une mauvaise constitution. L'auteur ajoute que l'érysipèle peut se montrer à toutes les périodes de la mala-

(1) Hervieux. Archives générales de médecine, 1847.

(2) Jacob. Thèse de Paris, 1851. De la variole.

(3) Nicollet. Thèse de Paris, 1852. De la variole et de son traitement.

(4) Dorion. Thèse de Paris, 1853. De la variole.

(5) Boutet. Thèse de Paris, 1855. Du pronostic de la variole.

die. Quelquefois, il est facile à reconnaître, d'autres fois, difficile. Dans ce dernier cas, le symptôme le plus important est la fièvre qui se maintient après la fiè vre de suppuration. Si la fièvre se maintient pendant la dessiccation, si l'on cherche, on a beaucoup de chance pour trouver un érysipèle. M. Boutet pense que c'est une complication grave.

M. Riobé (1) dit : « Lorsque l'érysipèle vient compliquer la variole, il s'observe le plus souvent pendant la période de dessiccation. Il est alors, selon les auteurs, le résultat soit de l'irritation continue exercée sur la peau par la présence de croûtes nombreuses, soit par les manœuvres imprudentes des malades. Comme le font remarquer les auteurs du Compendium de médecine, cette complication peut donner lieu à une sorte de fièvre tertiaire et causer ainsi des accidents graves et même la mort du malade. Faisons observer, ajoute M. Riobé, que la rougeur, dont la peau est naturellement le siège dans la période de desquamation de la variole, peut, si l'on n'est sur ses gardes, faire méconnaître la présence de cette complication.

M. Mallebay d'Echérac (2), comparant l'érysipèle et la variole hémorrhagique, croit que le diagnostic différentiel entre ces deux affections est en général facile. En effet, dit l'auteur, le gonflement que l'on

(1) Riobé. Thèse de Paris, 1860. De quelques complications observées dans la variole.

(2) Mallebay d'Echerac. Thèse de Paris, 1866. De la variole hémorrhagique anomale.

observe à la face ne présente pas ces bords saillants, cet aspect luisant et tendu de la peau, ou du moins, les caractères sont moins tranchés, la coloration est d'un aspect moins uniforme, un peu marbré, et la douleur à la pression n'existe qu'à un faible degré ou même est complètement absente.

M. Collin (1) fait les mêmes remarques que M. Dorion dans sa thèse (1853).

M. Ernest Labbée (2) signale dans une variole confluente l'apparition d'un érysipèle après la desquamation. Six jours après, l'érysipèle avait disparu.

M. Du Séjour (3) regarde l'érysipèle comme bien plus fréquent après la variole ou même la varioloïde, qu'après toute autre maladie aiguë, et c'est précisément cette fréquence qui le lui fait considérer comme un accident propre à la variole. Ces érysipèles semblent subir comme les autres l'influence saisonnière. Ils sont localisés à la face avec extension au cuir chevelu ; ce n'est qu'exceptionnellement qu'ils envahissent les bras, les jambes et le tronc. Leurs symptômes sont atténués; ainsi il n'y a le plus ordinairement pas d'embarras gastrique, non plus que de vomissements ni d'engorgement ganglionnaire.

Jamais il ne les a vus dégénérer en phlegmon diffus et, bien qu'ils s'accompagnent parfois de sym-

(1) Collin. Thèse de Paris, 1866. De la variole et de son traitement.

(2) Ernest Labbée. Thèse de Paris, 1868. Recherches cliniques sur les modifications de la température et du pouls dans la fièvre typhoïde et la variole régulière.

(3) Du Séjour. Thèse de Paris, 1869. De la convalescence étudiée à l'Asile de Vincennes et principalement dans la variole.

ptômes qui leur donnent une apparence de gravité ils se terminent le onzième jour par la résolution. Un seul individu a succombé sur 30 cas environ observés.

M. Goubeau (1) donne des détails bien précis et bien complets sur l'érysipèle comme complication de la variole. Vers le douzième ou le quinzième jour, dit l'auteur, dans les varioles confluentes, et même dans les varioloïdes, survient assez souvent comme complication l'érysipèle, soit au visage, soit au tronc et sur les membres. Comme causes, on peut invoquer l'irritation qu'entretiennent les croûtes jaunâtres, sèches et adhérentes, les manœuvres imprudentes qu'emploie le malade pour faire tomber ces croûtes, et enfin un mauvais état de la constitution.

Voici comment les choses se passent le plus souvent : la dessiccation a commencé sur différents points, la fièvre a complètement cessé et la convalescence paraît s'établir lorsqu'on remarque que le pouls reprend de la fréquence ; le visage se tuméfie de nouveau; la peau est rouge, chaude en ce point, et des squames ou des croûtes la recouvrent : parfois éclate le délire. Les vomissements, les nausées manquent dans la plupart des cas, et il y a absence d'engorgement ganglionnaire.

L'érysipèle peut se montrer sur différents points

(1) Goubeau. Thèse de Paris, 1869. Des accidents qui compliquent la variole.

du corps, sur les cuisses, sur l'abdomen, sur les mamelles, chez les femmes ; une rougeur avec tuméfaction permet de lecaractériser. Deux faits de ce genre sont rapportés dans la *Gazette des hôpitaux* de 1861 ; ils ont été observés à la même époque, dans le service de Trousseau. Les deux malades étaient deux femmes entrées dans le service pour la variole. Chez toutes deux, tout danger paraissait conjuré, lorsque se montrèrent des plaques érysipélateuses, chez l'une sur les cuisses, l'abdomen, les mamelles : cette femme mourut ; chez l'autre qui guérit, sur la cuisse droite et au visage en même temps : un mouvement fébrile intense accompagnait ces manifestations érysipélateuses multiples, qui étaient évidemment sous la dépendance d'un mauvais état de l'organisme.

Ces érysipèles, dans le décours de la maladie, ne sont pas rares ; on les distingue quelquefois difficilement à la face, où ils se confondent avec la rougeur de la peau qui existe naturellement pendant la desquamation. La tuméfaction est alors le seul signe extérieur qui permette de les reconnaître. Dans les trois faits que nous rapportons ci-dessous, l'érysipèle siégea à la face ; les malades guérirent. Mais le résultat n'est pas toujours aussi favorable; l'érysipèle peut prendre, en effet, le caractère ambulant et enlever le malade (1).

M. Quinquaud (2) a fait un mémoire sur l'épidémie

(1) Nous reproduirons plus loin les observations de M. Goubeau.
(2) Quinquaud. Archives générales de médecine de 1870.

de variole qui régna à l'hôpital de la Pitié. Il a constaté plusieurs érysipèles, et presque tous ont guéri.

Au mois de février, dit M. Quinquaud, un malade vient du dehors avec un érysipèle ; sept à huit jours après, plusieurs varioleux présentaient la même complication : les uns, d'une grande bénignité, apparaissaient sans grand appareil. Quelques malades cependant avaient des vomissements. La fièvre existait toujours ; la température marquait très-bien la durée de l'érysipèle: c'est l'érysipèle éphémère. Chez d'autres, l'érysipèle était d'une gravité exceptionnelle. Au moment où la dessiccation commençait, survenait un érysipèle du tronc ou des membres, avec des phénomènes d'adynamie, d'ataxie, et le malade ne tardait pas à succomber.

Chez plusieurs, il offrait une sorte de rémission. A un certain moment, il existait le matin une chute de la température : de 39,5, la chaleur descendait à 37,6; le soir ou le lendemain, le thermomètre marquait 40° : une nouvelle plaque érysipélateuse s'était développée. Dans ces cas, cependant, les malades ont guéri. M. Quinquaud ajoute que c'est au moment de la dessiccation que l'érysipèle se montrait.

M. Colin (1), à propos du rapport de M. Ernest Besnier, sur les maladies régnantes pendant l'année 1870, fait remarquer que plusieurs varioleux ont été atteints d'érysipèle phlegmoneux, siégeant principament aux membres supérieurs, entraînant des fontes

(1) Colin. Bulletins de la Société médicale, 1870.

purulentes, qui toutes venaient s'ouvrir à la partie postérieure du coude et formaient de vastes décollements à la partie postérieure du bras et de l'avant-bras : trois cas, trois guérisons. Quelques cas aux membres inférieurs, avec desquamation complète de l'épiderme de la plante des pieds, par des plaques noirâtres. Guérison.

M. Ferrand (1), dans une communication faite à la Société médicale d'émulation, dans la séance du 7 mai 1870, à propos d'une relation d'une épidémie de variole, note 2 érysipèles et 2 guérisons sur 45 cas de variole observés. Et il ajoute comme faits particuliers : « Il faut noter enfin que chez deux malades je constatai la production d'un érysipèle. Le premier, fut celui-là même qui avait présenté l'éruption bulleuse (pemphigus) ; l'érysipèle, chez lui, se présenta à la suite de cette éruption et même huit jours après qu'elle avait cessé de se produire. Le second malade avait eu une éruption confluente à la face ; ce fut à la fin de la période de dessiccation, vers le douzième jour de l'éruption, que parut chez lui l'érysipèle ; celui-ci occupa seulement la face, et disparut en quatre jours. M. Ferrand croit que l'érysipèle est dû à une modification du sang, peut-être à des embolies capillaires.

M. Deroye (2), à propos de la thèse de M. Hamel, sur le rash variolique, fait le diagnostic différentiel du rash et de l'érysipèle, et ajoute ceci : « Le rash a été confondu avec l'érysipèle, surtout quand il survenait

(1) Ferrand. Union médicale de 1870.
(2) Deroye. Archives générales de médecine, 1870.

tardivement. Sydenham lui-même et Morton ont donné aux varioles avec rash persistant, le nom de varioles érysipélateuses. »

Un peu plus loin, dans son article sur les varioles avec complications locales, M. Deroye dit qu'à la période de dessiccation, le développement accidentel d'une maladie étrangère ne constitue plus une complication ; la variole est finie, il ne reste plus qu'un terrain mauvais pour tout état pathologique.

M. Jaisson (1) décrit deux formes d'érysipèles : l'une survenant au début de l'éruption, l'autre pendant la période de desquamation ; mais (d'après ses observations) il semble que la première forme soit un rash érysipélatoïde venant compliquer une forme grave de variole confluente.

Lorsque cette complication se manifeste pendant la période de desquamation, dit l'auteur, on observe l'érysipèle soit au visage, soit sur le tronc et les membres. Si c'est au visage, les téguments restent gonflés au delà du douzième jour, ou bien la tuméfaction reparaît, après avoir cessé : la peau est rouge, chaude, recouverte de croûtes épaisses, inégales, faiblement adhérentes ou incrustées dans le derme : sur le tronc et les membres, il se présente avec ses caractères habituels ; il forme des lignes irrégulières. L'érysipèle constitue toujours une fâcheuse complication, soit parce qu'il annonce la persistance d'une irritation

(1) Jaisson. Des complications survenant pendant les diverses périodes de la variole. Thèse de Paris, 1871.

cutanée, soit parce qu'il dépend du mauvais état de la constitution. Il détermine le développement d'une fièvre qui se combine avec la fièvre secondaire ou la remplace quand elle a cessé. Cette fièvre, pendant la dessiccation, jointe à la persistance de la tuméfaction des parties, fera connaître la présence d'un érysipèle. Il est souvent difficile à apercevoir ; il se confond avec la rougeur, dont la peau est le siège, pendant la desquamation.

Dans son mémoire sur les causes de la mort dans la variole, à la suite de l'épidémie de 1870-71, M. Briquet (1) ne cite pas un cas de mort dû à l'érysipèle de la face, sur 504 cas de variole qu'il a eus à observer; mais il croit que le pronostic des érysipèles du tronc et des membres est plus grave.

M. Ponroy (2) dit que l'érysipèle est une complication fréquente de la période de suppuration, qui entraîne la mort dans le plus grand nombre des cas. Le délire est un symptôme constant du début de l'érysipèle, mais lorsque la terminaison doit être funeste, le délire s'accompagne d'un affaissement profond. La mort arrive avec tous les symptômes d'adynamie. L'érysipèle, ajoute l'auteur, débute souvent par la face; d'autres fois, dans les parties postérieures du tronc, irritées probablement par le contact du lit. Dans ce dernier cas, il peut rester quelques jours

(1) Briquet. Gazette des hôpitaux, 1871, et Bulletins de l'Académie de médecine.

(2) Ponroy. De la mort dans la variole et dans ses complications. Thèse de Paris, 1872.

inaperçu; le malade dans le délire ne peut guider le médecin, qui ne sait à quelle cause rapporterles symptômes généraux très graves qu'il observe.

Enfin, dit M. Ponroy, l'érysipèle de la face peut rester limitée à cette région; c'est l'un des cas les plus heureux pour le pronostic; d'autres fois, au contraire, il gagne le tronc et se comporte comme s'il avait débuté par lui. Dès lors, la terminaison toujours fatale est annoncée par un ensemble de symptômes généraux les plus graves : fièvre ardente, pouls petit, langue sèche, affaissement général, délire continu; en un mot, les symptômes de l'adynamie.

Nous donnerons plus loin les trois observations de M. Ponroy : dans l'une d'elles, est noté l'érysipèle de la face, qui du reste s'est terminé par la guérison.

Dans une statistique de MM. Léon Colin et Blachez (1), sur 7,578 cas de variole, observés à Bicêtre, pendant la guerre, pas un cas d'érysipèle n'a été signalé comme cause de mort, bien que 1,046 cas de mort aient été notés.

Dans son remarquable travail sur la variole, M. le professeur Brouardel (2) ne cite pas un seul cas de mort, à la suite d'érysipèle, sur 389 malades (femmes) qu'il a observées à l'hôpital Temporaire en 1870.

Dans son mémoire intitulé : *Quelques considérations sur la petite épidémie de variole observée à Dunkerque en*

(1) MM. Léon Colin et Blachez. Union médicale, 1873.
(2) Brouardel. Archives générales de médecine, 1874.

1878 *et* 1879, M. le Dr Fournet, (1) médecin aide-major, ne cite pas un cas d'érysipèle comme cause de mort.

Les auteurs classiques ne font que citer l'érysipèle comme complication sans s'y arrêter davantage. Monneret, dans sa Pathologie interne, dit que l'érysipèle est plus commun dans la convalescence « autour des cicatricès croûteuses et difformes. »

Trousseau dans sa clinique sur l'érysipèle de la face accorde un pronostic différent, c'est-à-dire plus grave, à l'érysipèle qui survient à la fin d'une maladie aiguë (ex : la variole).

M. le professeur Jaccoud (Pathologie interne) donne aussi un pronostic plus grave à l'érysipèle qui survient dans la période de déclin d'une maladie graves

En résumé, nous voyons que les auteurs que nou venons de citer ont des opinions bien différentes sur la fréquence, le début et la gravité de l'érysipèle, dans le cours de la variole. Les uns, et en particulier MM. Hervieux et Ponroy, considèrent l'érysipèle comme une complication heureusement rare et presquo fatalement mortelle : un plus grand nombre d'auteurs pensent que le pronostic est plus favorable, surtout lorsque l'érysipèle reste limité à la face.

Nous essaierons de démontrer qu'il faut plutôt admettre cette seconde opinion.

(1) M. Fournet. Gazette des hôpitaux, 1879.

DEUXIÈME PARTIE

ETIOLOGIE.

L'érysipèle qui survient dans le cours ou la convalescence de la variole est dû aux mêmes causes que l'érysipèle ordinaire, soit chirurgical, soit médical : c'est dire que si les causes locales sont nombreuses et très communes, il existe des causes générales qui nous échappent le plus souvent.

Causes locales. — On a plus spécialement invoqué : le frottement, les irritations de la peau sur des draps neufs et durs; l'irritation qu'entretiennent les croûtes sèches et adhérentes; les manœuvres imprudentes qu'emploie) le malade pour faire tomber ces croûtes.

L'accumulation du pus sous les croûtes, à la période de dessication.

Les applications sur la peau desquamée d'emplâtres de Vigo ou de vésicatoires ont été notées et l'on a pu voir la plaque érysipélateuse avoir son point de départ au niveau de la surface ulcérée.

Dans quelques observations d'érysipèles que l'on pourrait appeler chirurgicaux, c'est l'ouverture d'un abcès ganglionnaire de la région cervicale qui marque le début de cette complication : il en sera de même pour les phlegmons du bras ou des membres inférieurs.

Causes générales. — Nous devons citer tout d'abord : le mauvais état général du sujet, son affaiblissement, l'adynamie.

Les modifications du sang, si bien étudiées par M. Brouardel, pourraient d'après quelques auteurs (Ferrand) expliquer l'apparition assez fréquente de l'érysipèle.

Nous retrouvons ici l'influence du milieu : en effet, c'est surtout dans les hôpitaux que l'on voit survenir cette complication. Pendant plusieurs mois, à la Pitié, M. Quinquaud n'observe aucun cas d'érysipèle. L'entrée à l'hôpital d'une malade atteinte de cette affection a suffi pour déterminer une petite épidémie, localisée à la salle des varioleux.

L'exposition au froid, pour des malades sortis trop tôt ou envoyés dans les asiles de convalescence, a été le point de départ d'un érysipèle (Brouardel, Du Séjour).

Enfin, nous devons citer pour mémoire l'influence saisonnière qui est observée ici, comme dans l'érysipèle primitif. C'est surtout au printemps et en automne qu'ils sont notés dans les différentes observations.

Quant aux questions d'âge, de sexe, de tempérament et de prédisposition individuelle, elles n'offrent ici rien de particulier : dans nos observations, nous citons 15 hommes et 14 femmes. L'âge moyen est de 26 ans pour les hommes et de 30 ans pour les femmes.

Fréquence de l'érysipèle. — Dans la plupart des statistiques de variole que nous donnons, nous ne trouvons pas relevée la fréquence de l'érysipèle.

M. Magne (thèse de Paris, 1863), dans son compte rendu d'épidémies de variole qu'il observa dans le Lot, en 1861, note 200 cas de variole et pas un seul cas d'érysipèle.

M. Ferrand note deux érysipèles sur 45 cas de variole.

M. Brouardel, chargé du service des varioleux à l'hôpital Temporaire en 1870, n'a constaté l'érysipèle que cinq fois sur 500 cas de variole environ.

Ziemssen (Allemagne) note 7 cas d'érysipèle sur 500 varioles environ.

Nous pouvons dire, nous basant sur ces quelques données, que l'érysipèle n'est pas une complication très fréquente de la variole.

Il serait assez intéressant de rechercher si l'érysipèle s'observe plus fréquemment dans le décours des varioles discrètes ou confluentes : nous ne pouvons donner ici que le résumé des observations que nous publions à la fin de notre thèse, n'ayant pu avoir le chiffre exact des varioles, soit discrètes, soit confluentes, dans lesquelles nous avons puisé ces observations.

C'est surtout dans les varioles discrètes et bénignes que nous avons observé l'érysipèle : il faut remarquer toutefois que si le nombre des varioles confluentes dans lesquelles est survenu l'érysipèle n'est pas aussi grand que celui des varioles discrètes, cela tient peut-être à ce que les malades ont été emportés par la variole avant l'époque où survient cette complication.

SYMPTOMATOLOGIE.

Début. — L'érysipèle de la face survient presque toujours, pour ne pas dire toujours, à la période de dessiccation, à la période de desquamation de la variole, quelquefois même, il paraît en pleine convalescence, quand toute trace de desquamation a disparu. En effet, nous citons deux malades (observations 17 et 18) qui ont été pris d'érysipèle à l'asile du Vésinet, et qui par conséquent étaient en pleine convalescence.

Presque tous les auteurs que nous avons cités ont noté l'apparition de l'érysipèle à la période de dessiccation ou à la fin de cette période. Dans quelques observations qui se rapportent surtout à des érysipèles du tronc et des membres, la complication survient dans une période plus tardive et paraît coïncider avec un pronostic plus grave. Nous laisserons de côté l'opinion de M. Jaisson (thèse de Paris, 1871) qui semble, comme les auteurs anciens, confondre l'érysipèle avec le rash érysipélateux.

Si nous prenons la moyenne recueillie dans les travaux spéciaux et dans les observations inédites, il paraît démontré que le plus habituellement c'est du douzième au quinzième jour, c'est-à-dire en pleine période de dessiccation, que l'on voit survenir l'érysipèle.

Symptômes. — L'érysipèle qui survient dans le cours de la variole ne s'annonce pas par les symptômes généraux qui marquent le début de celui qui survient d'emblée ou à la suite d'un traumatisme.

On ne retrouve ici, le plus souvent, ni le frisson initial, intense, ni les vomissements. Si l'on constate un gonflement ganglionnaire, il peut être rapporté à la variole : nous nous trouvons ici en présence des difficultés de diagnostic ordinaires aux complications survenant dans le cours des maladies générales et en particulier des fièvres éruptives.

Dans quelques cas, on observe de petits frissons légers, erratiques, qui passent inaperçus pour le malade, souvent même pour le médecin : ailleurs, c'est la difficulté de la déglutition, une rougeur angineuse, une tuméfaction douloureuse des ganglions sous-maxillaires qui appelleront l'attention ; mais, il faut bien le dire, c'est seulement l'ascension brusque de la courbe thermométrique qui fera rechercher l'apparition des phénomènes anormaux. Ce n'est que dans les cas où la température a été prise régulièrement que l'on a pu pour ainsi dire anoncer le début de l'érysipèle.

Dans les divers tracés que nous avons fait reproduire, la température, qui était tombée à 37°,4, 37°,2, et même 37°, monte du matin au soir à 40° et même 41°. Le pouls devient rapide, est à 120 et 130°. La face exprime l'anxiété ; la langue est sèche, rouge sur les bords, blanche au centre : c'est alors que l'on voit apparaître l'éruption caractéristique.

Symptômes locaux. — Rarement l'érysipèle débute d'emblée par la gorge, et si, dans quelques observations, on voit citer une rougeur du pharynx, il semble qu'il ne s'agit pas dans ces cas de la rougeur lie de vin, des gonflements de la muqueuse, de la douleur extrêmement vive qui marque, d'après Gueneau de Mussy, le début de l'angine érysipélateuse.

Le plus souvent, c'est par les ailes du nez, par l'angle interne de l'œil, par le pavillon de l'oreille que commence le gonflement : bientôt il envahit un côté tout entier de la face, la paupière se boursoufle comme s'il s'agissait d'une variole très confluente. La face toute entière, encore recouverte des débris épidermiques, présente tout à fait l'aspect qu'elle a, au début de la période de suppuration d'une variole confluente. Il peut y avoir, mais rarement, des phlyctènes, des vésicules, des bulles qu'il ne faut pas confondre avec les éruptions secondaires de la variole notées par M. Besnier et plusieurs auteurs, dans la convalescence (1).

La rougeur n'est pas aussi nette, aussi franche que dans l'érysipèle ordinaire, mais cela tient aux croûtes qui recouvrent plus ou moins la face.

Quant au bourrelet qui limite la rougeur du côté où l'érysipèle doit se propager, il est bien rarement noté. Bientôt le gonflement érésypélateux va sauter, pour ainsi dire, à l'autre côté de la face; il envahira le front, peut-être même le cuir chevelu, et bien que nous ne

1) Bulletin de la Société médicale des hôpitaux, 1870.

l'ayons pas observé, il pourra se comporter de ce côté comme l'érysipèle primitif.

La douleur à la pression ne pourra pas servir beaucoup pour le diagnostic ; elle passera le plus souvent inaperçue. Il en est de même de cette sensation de chaleur mordicante, de cuisson, qui est notée dans l'érysipèle ordinaire.

Si l'érysipèle a pour point de départ l'ouverture d'abcès ganglionnaires de la région cervicale, il pourra remonter vers la face ou envahir le tronc et les membres. Mais il aura une marche bien plus rapidement envahissante; il y aura un gonflement bien plus marqué, un œdème dur et des ganglions engorgés dans la région correspondante, enfin un état général plus grave, si l'érysipèle débute d'emblée par les membres supérieurs ou inférieurs. Nous aurons alors affaire, le plus souvent, à l'érysipèle phlegmoneux noté par quelques auteurs, mais que nous n'avons pas observé et qui paraît avoir un pronostic beaucoup plus grave.

Symptômes généraux. — Nous avons dit que s'il n'existait ni frissons, ni vomissements, à peine un peu d'inappétence et d'embarras des premières voies digestives, la température montait dès le début à 40° et même 41° ; elle oscille ainsi pendant deux, trois et même plusieurs jours entre 39° et 40°, avec des rémissions matinales, tantôt considérables, tantôt à peine marquées. Quoi qu'il en soit, la température reste le plus sûr moyen pour suivre exactement la marche de l'érysipèle. Le pouls est rapide, mais ordinairement mou, dépressible; il faut se rappeler, en effet, qu'il s'agit d'individus fatigués par la maladie générale qui dure depuis plusieurs jours.

Quant aux fonctions digestives, la langue ne reste pas blanche; elle devient rouge le plus souvent et même desquamée, l'angine persiste ; il y a de la constipation qu'il faut le plus souvent combattre par des lavements ou des purgatifs légers.

Dans aucun cas, on n'a noté de symptômes du côté de l'appareil respiratoire, ni du côté du cœur; et on ne constate pas ici les divers phénomènes qui ont été réunis sous le nom d'érysipèle interne. (Gubler.)

Les phénomènes d'excitation cérébrale : délire, convulsions, ont été décrits, mais jamais pour l'érysipèle de la face ; ils annoncent le plus souvent la terminaison fatale de l'érysipèle du tronc ou des membres.

MARCHE. DURÉE. TERMINAISON.

C'est surtout à propos de la *marche* que nous voyons s'accuser nettement les différences qui existent entre l'érysipèle de la face et l'érysipèle du tronc ou des membres.

Le premier, véritable maladie générale, entée sur la fièvre éruptive, aura une marche presque régulière, à stade défini, à terminaison presque toujours la même.

Après l'ascension brusque du début, la température, qui continue à être le point de repère le plus exact, reste élevée entre 39° et 40° pendant quatre ou cinq jours au plus. Il peut exister des rémissions matinales; elles sont plus souvent peu marquées. En même temps, la rougeur et le gonflement érysipélateux, qui ont parcouru toute ou partie de la face, se localisent bientôt, diminuent pour disparaître enfin. Tantôt cette terminaison de l'érysipèle s'annoncera par une chute brusque de la courbe thermométrique qui retombera à 38° ou 37°; tantôt cet abaissement de la température se fera progressivement, la fièvre diminuant d'un degré le matin, remontant d'un demi-degré le soir : c'est la défervescence en lysis.

Mais il faut bien le dire, et dans quelques-unes de nos observations le fait a été bien observé, les choses ne se passent pas toujours ainsi. On peut constater, après que la rougeur érysipélateuse a presque complètement disparu, une nouvelle ascension brusque : on ne tardera pas dans ce cas à voir apparaître dans un point plus ou moins éloigné une nouvelle plaque érysipélateuse. Dans quelques cas, on aura affaire à un véritable érysipèle ambulant, dont la gravité sera toujours plus grande.

Bien plus, c'est longtemps après le début de la complication, alors que le malade est en pleine convalescence et peut être considéré comme guéri, que l'on peut voir survenir ce que l'on peut appeler cette *récidive* de l'érysipèle de la face.

Si nous en exceptons ces faits, du reste très rares, la *durée* de l'érysipèle de la face dans le cours de la variole est ordinairement peu prolongée. Après quatre ou cinq jours, pendant lesquels l'érysipèle paraît être dans sa periode d'état, il décroît peu à peu, et au bout d'un septénaire il a complètement disparu.

La *terminaison* heureuse est donc la règle générale et ne se fait pas longtemps attendre. Dans bon nombre de cas, c'est à peine s'il est permis de donner à ces érysipèles le nom de complication de la variole. Ils ne modifient ni le pronostic ni le traitement de l'affection générale ; à peine semblent-ils apporter un retard de quelques jours à la terminaison de la maladie.

Dans quelques cas cependant, la durée est augmentée par de petites *complications* qui, elles aussi, sont bénignes. Elles tiennent le plus souvent à l'état général du sujet. S'il s'agit d'individus alcooliques, on pourra observer un délire assez intense et nullement en rapport avec l'intensité ni la gravité des phénomènes généraux. Ce délire survient dès le début.

Plus tard, lorsque le gonflement des ganglions sous-maxillaires a été très intense, l'érysipèle peut être suivi de suppuration longtemps prolongée. Pour peu qu'il s'agisse de malades déjà affaiblis avant l'invasion de la variole, de scrofuleux, ces suppurations pourront devenir interminables. On voit ici une différence très nette entre les suppurations ganglionnaires qui dépendent directement de la variole et celles qui tiennent à la complication érysipélateuse. Ces dernières sont ordinairement plus tardives et peuvent survenir après des varioles dont l'éruption a été très discrète. Ces cas sont du reste très rares: nous verrons tout à l'heure qu'ils surviennent plutôt à la suite de l'érysipèle du tronc et des membres.

L'érysipèle occupant d'emblée les membres supérieurs ou inférieurs aura une physionomie toute spéciale. La durée beaucoup plus longue, les phénomènes généraux intenses, le gonflement considérable caractérisent cette complication. On voit dès le début les marbrures, l'œdème dur qui sont l'indice de l'érysipèle phlegmoneux. Ici, la suppuration est presque fatale, non seulement au niveau du point de départ, mais encore dans la région ganglionnaire correspondante.

La terminaison serait presque toujours fatale, si l'on s'en rapporte aux auteurs (Hervieux, Ponroy). La mort serait due: tantôt à l'intensité des phénomènes généraux et elle surviendrait alors dans les premiers jours; tantôt c'est après un temps plus ou moins long, après la formation d'abcès multiples que les malades meurent avec des phénomènes de résorption purulente.

PRONOSTIC.

Il résulte de ce que nous venons de dire dans le paragraphe précédent que le pronostic sera absolument différent selon qu'il s'agira de l'érysipèle de la face ou de l'érysipèle du tronc et des membres.

Dans tous les cas d'érysipèles de la face que nous rapportons dans nos observations, la guérison est survenue rapidement et n'a été entravée par aucune complication. Qu'il nous soit donc permis de dire, bien que nous n'ayons qu'un nombre restreint d'observations, que le pronostic de l'érysipèle de la face chez les varioleux est absolument bénin. C'est du reste l'opinion formelle de notre maître, M. Brouardel. C'est aussi l'opinion de presque tous les auteurs qui ont étudié cette complication dans les nombreuses épidémies de variole survenues dans ces dernières années. Peut-être même pourrait-on dire que c'est à cause de la bénignité du pronostic que cet accident de la variole n'a pas été le sujet de travaux spéciaux. En effet, il y a peu de médecins qui, chargés d'un service de varioleux dans les hôpitaux de Paris, n'aient pas eu l'occasion de voir un ou plusieurs cas d'érysipèles de la face.

Quant à l'érysipèle du tronc ou des membres, nous devons nous en rapporter aux observations consignées dans les différentes thèses ou dans les travaux que nous avons signalés au début. Il résulte de l'étude de ces faits que le pronostic devra toujours être réservé : que la mort sera souvent la conséquence de cette complication grave.

DIAGNOSTIC.

Les erreurs que l'on peut commettre à propos de l'affection qui nous occupe peuvent tenir à deux causes différentes : soit qu'on laisse passer inaperçu un érysipèle survenant dans le cours de la variole, soit qu'on le confonde avec d'autres éruptions cutanées.

Dans le premier cas, c'est l'étude attentive du malade qui accusera à un moment donné un malaise presque subit, quelquefois même un ou plusieurs petits frissons qui mettront sur la voie du diagnostic. Mais, il faut bien le dire, c'est la courbe thermométrique qui donnera les indications les plus formelles et qui devra faire rechercher la plaque caractéristique de l'érysipèle. Ainsi, avec un peu d'attention, on ne laissera pas échapper l'invasion de l'érysipèle.

Mais la seconde partie du diagnostic présente des difficultés beaucoup plus grandes. Nous nous appuierons surtout sur l'époque de l'apparition, la marche et la terminaison plutôt que sur l'aspect de la plaque bien modifiée par les croûtes ou les cicatrices dues à la variole.

L'époque de l'apparition distinguera l'érysipèle des éruptions du début. des différents *rash* qui surviennent à la fin de l'invasion ou au début de l'éruption variolique.

Si ces éruptions sont retardées, si l'érysipèle lui-même avait un début très hâtif, ce que nous croyons absolument exceptionnel, on voit que la confusion serait possible ; il existe cependant des différences assez grandes. Il est impossible de confondre, comme aspect, comme coloration, l'érysipèle avec le rash morbilleux ou scarlatiniforme.

S'agit-il au contraire de ce que les anciens appelaient la variole érysipélateuse, ce qu'on nomme aujourd'hui le rash érysipélatoïde, les difficultés deviennent plus grandes. La coloration de la plaque, le gonflement, les phlyctènes sont les mêmes dans les deux cas : le siège, la marche envahissante de l'éruption ne pourront donner aucun signe de diagnostic ; c'est ici encore que la température rendra de grands services. Dans le cas de rash érysipélatoïde, la température est élevée, puisqu'il s'agit d'une variole grave et du début de l'éruption, mais pas plus que les jours précédents. Ce rash n'empêchera pas le thermomètre lorsque la variole arrivera à la période de dessiccation de marquer 38° ou 37°. L'érysipèle, au contraire, qui survient alors que la température axillaire est de 37° 5 ou 38°, fait subir une ascension brusque à la courbe thermométrique qui monte à 40° et même 41°.

On a fait dans quelques cas le diagnostic entre l'érysipèle et le *rash* hémorrhagique, mais il n'offre aucune difficulté. Outre la gravité des phénomènes généraux, l'anxiété, l'oppression qui accompagnent la variole hémorrhagique, nous avons des signes évidents tirés de l'examen même de l'éruption. Le rash hémorrhagique ne présente pas les bords saillants, l'aspect luisant de la peau dans l'érysipèle. La douleur à la pression n'existe qu'à un faible degré, ou même est complètement absente. Enfin les marbrures de la peau, les pétéchies survenant bientôt lèveront tous les doutes. Du reste, le rash hémorrhagique reste bien rarement limité à la face ; on peut l'observer simultanément sur toutes les parties du corps.

L'*érythème* de la face survient insidieusement, sans début fébrile, alors que le malade est en pleine convalescence ; il en est averti par un gonflement plus ou moins considérable de la joue et par un peu de démangeaison.

Si la fièvre survient plus tard, elle est peu intense et passagère. La rougeur ne présente pas la coloration vive, la saillie, le bourrelet de l'érysipèle. Il peut sans augmenter l'intensité des phénomènes généraux envahir le tronc et les membres, surtout du côté des plis articulaires.

Nous ne devons pas passer sous silence les éruptions secondaires signalées par M. Besnier et plusieurs autres auteurs : nous voulons parler des bulles de pemphigus, des grosses phlyctènes séro-sanguinolentes, des vésicules d'herpès ; il est vrai que la plaque érysipélateuse peut être recouverte par quelques phlyctènes (érysipèle phlycténulaire), mais ici ces bulles, ces phlyctènes reposent sur une base rouge, indurée, légèrement douloureuse à la pression : c'est la plaque caractéristique de l'érysipèle.

Enfin, on ne devra pas prendre pour un érysipèle cet œdème mou, quelquefois très persistant, qui envahit les paupières ou les joues et qui survient pendant la convalescense ; il s'agit dans ce cas de troubles trophiques dépendant des cicatrices de la variole.

Quant à l'érysipèle des membres et du tronc, sur le diagnostic duquel nous ne pouvons insister, il devra être differencié du phlegmon diffus, de la phlébite et surtout de la lymphangite : du reste, on peut observer ces différentes complications dans le cours de la variole.

TRAITEMENT.

Le traitement sera prophylactique ou curatif : on doit insister beaucoup, surtout dans les salles d'hôpital, sur les soins de propreté, sur les désinfectants. Il faudra éviter de mettre dans les mêmes salles des malades atteints d'érysipèle et de variole. Le fait rapporté par M. Quinquaud est très démonstratif.

Toutes les irritations locales devront être évitées : vésicatoires, etc.; empêcher le malade d'enlever prématurément les croûtes qui recouvrent le visage.

Si malgré ces moyens hygiéniques l'érysipèle apparaît, il faudra se rappeler que cette complication survient dans le cours d'une maladie générale ayant plus ou moins anémié les malades; aussi faudra-t-il insister sur les toniques : donner du vin de quinquina et de l'extrait de quinquina comme le conseille M. Jaccoud même pour les érysipèles d'emblée.

A part cette indication formelle, le traitement sera des plus simples. On emploiera, avec un égal succès, la poudre d'amidon, les compresses d'eau de sureau ou de guimauve, en un mot, toutes les lotions émollientes. On devra surveiller le tube digestif, et combattre la constipation, soit par des purgatifs légers, soit par des lavements.

Si les suppurations ganglionnaires survenaient à la fin de l'érysipèle, il faudrait faire des ouvertures et des contre-ouvertures et employer le drainage chirurgical.

OBSERVATIONS.

OBSERVATION I (Dr Goubeau, thèse de Paris (1), 1869). — Varioloïde. — Erysipèle.

Le 18 juin, est entrée à l'hôpital Beaujon, dans le service de M. Gubler, la nommée Berthe R.., 22 ans, domestique, salle Sainte-Marthe, n° 15; vaccinée.

Après trois jours de prodromes, parut une éruption discrète sur les différentes parties du corps : à la figure cependant, les boutons étaient assez nombreux.

Tout allait bien, lorsque, vers le 30 juin, la malade fut reprise de fièvre. Une sensation de chaleur, avec tension, se fit sentir autour des ailes du nez : rougeur, empâtement qui gagnèrent peu à peu tout le visage, les oreilles.

Après avoir duré deux ou trois jours, les phénomènes s'amendèrent peu à peu. Le 6 juillet, l'état de la malade est bon. On voit des croûtes épaisses au front; desquamation épidermique dans le reste de l'étendue du visage.

OBS. II (Dr Goubeau, thèse de Paris, 1869). — Varioloïde. Erysipèle.

Salle Sainte-Claire, n° 18, est une femme âgée de 55 ans.

Cette femme, qui a été vaccinée, a contracté une varioloïde en soignant son fils atteint de la même maladie.

Entrée une première fois, le 16 juin.

Le 22, les pustules sont presque toutes sècches; sortie de l'hôpital. La malade rentre le 25, avec un érysipèle occupant toute

(1) Des accidents qui compliquent la variole.

la face. Le mal a débuté la veille au niveau de l'oreille droite et s'est rapidement étendu sur la face et la partie droite du cou (huile de ricin, 15 grammes) : poudre d'amidon sur les parties malades.

Cet érysipèle s'est étendu, les jours suivants, au côté gauche du cou, à la tête. Délire pendant trois jours.

Le gonflement a persisté jusqu'au 29. Depuis ce moment il a commencé à diminuer.

Le 5 juillet, la malade est tout à fait bien. De larges plaques d'épiderme se détachent de la face.

Obs. III (Dr Goubeau, thèse de Paris, 1869). — Varioloïde. — Erysipèle de la tête.

Folle (Barbe), 42 ans, femme de ménage, vaccinée : a soigné un enfant atteint de variole.

Prodromes le 17 juin; éruption discrète, le 19.

A son entrée, 20 juin, vésicules qui commencent à s'ombiliquer; quelques boutons avortent. Eruption discrète sur le voile du palais.

La varioloïde poursuit son cours régulier, les jours suivants.

Le 26, la malade souffre au niveau de la joue gauche; en ce point est une plaque érysipélateuse qui ne tarde pas à envahir la plus grande partie de la face et du cuir chevelu (huile de ricin, 15 grammes).

Le 28, les parties atteintes par l'érysipèle s'affaissent.

Le 29, toute trace en a à peu près disparu.

Obs. IV (Dr Ponroy, thèse de Paris, 1872) (1).

Variole cohérente. X.., 20 ans, teinturier, vacciné dans l'enfance, non revacciné; non variolé. Erysipèle de la face au douzième jour, qui part du nez et envahit la face et le cuir chevelu. Délire le treizième jour. Terminaison heureuse de l'érysipèle par

(1) De la mort dans la variole et dans ses complications.

un abcès du volume d'un œuf à chacun des angles de la mâchoire et par un troisième abcès du sillon naso-labial droit (seizième jour).

Obs. V (Dr Ponroy, thèse de Paris, 1872).

Variole cohérente. X.., ouvrière en capsules; vaccinée dans son enfance, non revaccinée, non variolée; prodromes de cinq jours : éruption cohérente, régulière, douleurs dans les épaules et agitation très grande le douzième jour à partir du commencement des prodromes. Pouls, 108 (matin).

Le quatorzième jour, on découvre un immense érysipèle qui couvre la région supérieure du dos et qui s'étend par places sur la poitrine, l'abdomen et une partie du bras droit.

Pouls du matin, 86 ; prostration considérable. Pouls du soir 156 ; délire ; mort dans la matinée du quinzième jour.

Obs. VI (Dr Ponroy, thèse de Paris, 1872). — Variole cohérente.

Variole cohérente. X.., 38 ans, ouvrière coloriste ; vaccinée dans son enfance; non revaccinée, non variolée. Elle raconte que tous les mois elle a un érysipèle de la face. Elle est prise d'érysipèle de la face, au onzième jour de sa variole.

Délire le treizième jour ; mort, le dix-septième jour, dans l'état le plus complet d'adynamie.

Obs. VII (recueillie dans le service de M. le Dr Raymond, Hôtel-Dieu annexe, par M. Durand-Fardel, interne du service, obs. inédite).

Le 24 décembre 1879, entre dans la salle Saint-Landry, n° 31, le nommé Vaugelat, François, âgé de 31 ans, présentant tous les symptômes de la variole ; en effet, le lendemain 25, paraît l'éruption, qui est discrète. La variole suit son cours d'une manière régulière, sans présenter de phénomènes particuliers, lorsque, le 2 janvier, le malade est pris d'un engorgement des ganglions sous-maxillaires : presque en même temps apparaît un érysipèle de la face, sur la joue droite, avec induration et saillie de la plaque érysipélateuse, sans bourrelet apparent, et pouvant faire croire au début d'un adéno-phlegmon parotidien : la rougeur envahit successivement le front et le cuir chevelu. L'érysipèle n'a pas présenté de phlyctènes.

L'engorgement ganglionnaire persiste pendant quelques jours. Les phénomènes généraux qui ont accompagné l'érysipèle sont peu intenses. L'érysipèle a disparu le 5 janvier, et le malade sort guéri, le 5 février.

Obs. VIII (recueillie dans le service de M. le Dr Raymond, Hôtel-Dieu, annexe, par M. Durand-Fardel, interne du service, obs. inédite).

Le 19 janvier 1880, entre salle Saint-Landry, n° 5, le nommé Dautard (Simon), âgé de 23 ans; le soir même, le malade présente une éruption cohérente de variole. La maladie suit son cours régulièrement. Pendant la convalescence, le malade a eu plusieurs abcès de la face (sous-maxillaires, parotidiens, du front, des paupières) qui se sont ouverts spontanément ou qui ont été ouverts par le bistouri.

Le 23 février, le malade est pris d'un érysipèle de la face, sans phénomènes généraux bien marqués; peu ou pas de frissons; pas de vomissements ; un mouvement fébrile assez intense. Le 25, la rougeur érysipélateuse disparaît, et tout rentre dans l'ordre, lorsque le 28, le malade est pris d'une nouvelle poussée d'érysipèle, avec délire et fièvre vive; celui-ci dure trois jours. Le malade sort le 15 mars, guéri.

Obs. IX (service de M. le Dr Raymond, Hôtel-Dieu, annexe, obs. inédite).

Le nommé Cointot, Louis, 37 ans, entre le 12 décembre 1879 (salle Saint-Landry, n° 9), se plaignant de rachialgie intense, de courbature, et ayant eu quelques vomissements antérieurs; le même jour, le malade présente une éruption discrète de variole. La maladie n'offre rien de particulier à noter pendant sa marche; pendant sa convalescence, le 22 décembre, le malade présente plusieurs abcès (région sous-maxillaire, fesses) qui se sont ouverts spontanément.

Le 14 février, le malade est pris de fièvre assez légère avec quelques petits frissons passagers; pas de vomissements, pas de maux de tête, et un érysipèle de la face apparaît presque en même temps. L'érysipèle a débuté par la joue gauche, a gagné ensuite la joue droite, mais n'a pas envahi le cuir chevelu; la rougeur était lisse, sans la moindre phlyctène ni vésicule; l'érysipèle disparaît le 18. Le malade sort le 22 février, guéri.

Obs. X (service de M. le Dr Raymond, Hôtel-Dieu, annexe, obs. inédite).

Vanderstan (Alexandre), 17 ans, entre salle Saint-Bernard, n° 41, le 25 février, se plaignant de maux de tête et de rachialgie. Le lendemain, 26, paraît une éruption de variole cohérente. La marche de la variole n'offre rien à signaler.

Le 10 mars le malade est pris d'un érysipèle de la face, ayant débuté par l'angle interne de l'œil droit et étant survenu, d'une manière insidieuse, sans presque de phénomènes généraux L'érysipèle s'étend à toute la face et gagne le cuir chevelu. Il n'y a pas eu d'abcès. Le malade sort le 20 mars, guéri.

Obs. XI (service de M. le Dr Raymond, Hôtel-Dieu, annexe, obs. inédite).

Le 19 février 1880, entre salle Saint-Bernard, n° 42, le nommé Rigot (Jules), 35 ans, avec une éruption très nette de variole cohérente. La maladie évolue sans présenter de phénomènes anormaux.

Pendant la convalescence, le malade offre plusieurs abcès dans les régions parotidiennes et sous-maxillaires : ces abcès sont ouverts avec le bistouri. Le malade était en pleine convalescence, lorsque, le 14 mars, sans presque pas de symptômes généraux, nous remarquons sur la joue droite du malade une rougeur érysipélateuse.

La partie enflammée est un peu douloureuse à la pression. Le lendemain l'érysipèle avait envahi toute la joue droite. L'état général du malade est bon. Le malade n'a jamais eu de délire ni de vomissements.

L'érysipèle ne gagne pas le cuir chevelu et se termine le 20 mars. Le 31 mars, le malade sort, complétement guéri.

Obs. XII (recueillie dans le service de M. le Dr Raymond, Hôtel-Dieu, annexe, obs. inédite).

Le nommé Ollier (Jules), âgé de 20 ans, entre salle Saint-Bernard, le 28 février 1880, avec tous les symptômes d'une variole; le lendemain, 29, une éruption cohérente apparaissait. La variole suit sa marche d'une manière régulière.

Le 15 mars, le malade présente plusieurs abcès sur la face, le tronc, les membres ; la suppuration dure pendant longtemps ; bientôt le malade se cachectise et est dans un état d'émaciation très prononcé.

Vers le 10 avril survient un érysipèle de la face qui ne tarde pas à gagner le cuir chevelu. Puis l'érysipèle envahit le bras gauche et le dos. L'érysypèle dure huit jours environ et disparaît. Mais le malade succombe le 22 avril, présentant tous les symptômes d'une méningite spinale ; il n'y a pas eu d'eschare au sacrum.

Obs. XIII (service de M. le Dr Raymond, Hôtel-Dieu annexe, obs. inédite.

Le nommé Casini (Marc), âgé de 58 ans, entre salle Saint-Martin, n° 9, le 29 janvier 1880, en convalescence de variole qu'il a eue il y a un mois environ ; le malade nous dit avoir eu après sa variole un érysipèle au bras droit avec phlegmon consécuti ayant produit de vastes décollements.

Le malade sort le 5 février, complètement guéri.

Obs. XIV (recueillie dans le service de M. le Dr Raymond, Hôtel-Dieu, annexe, obs. inédite).

Le 13 février 1880, entre salle Sainte-Pauline, no 25, la nommée Perreur (Gabrielle), âgée de 24 ans, présentant une éruption cohérente de variole. L'éruption a débuté la veille, 12. La suppuration commence le 17, et la malade est prise de délire assez violent. La maladie continue sa marche sans autres phénomènes. La malade était en pleine convalescence lorsque le 20 mars elle est prise d'un érysipèle de la face, ayant commencé par le nez et la joue droite. Les phénomènes généraux qui ont annoncé l'apparition de cet érysipèle ont été nuls ou à peu près. Un léger mouvement fébrile a seulement marqué le début. L'érysipèle a gagné toute la face et est resté limité du côté droit. Le 25, toute trace avait disparu.

Le 25, la malade est prise d'otite gauche.

Le 31 mars, elle sort guérie.

Obs. XV (service de M. le Dr Raymond, Hôtel-Dieu, annexe, obs. inédite).

La nommée Rouger (Prudence), 42 ans, entre le 4 février 1880, salle Sainte-Pauline, n° 12, avec tous les symptômes de la variole. Le 5 février, la malade offrait une éruption discrète.

Le 15 février, la malade était en pleine convalescence lorsqu'elle fut prise de frissons, puis de délire assez violent.

Le lendemain, 16, elle avait un érysipèle de la face.

Pendant deux jours, la malade a présenté des phénomènes généraux graves. L'érysipèle n'a pas gagné le cuir chevelu.

Le 26 février, la malade sort guérie.

Obs. XVI (service de M. le Dr Raymond, Hôtel-Dieu, annexe, obs. inédite).

Le 7 janvier 1880, entre salle Sainte-Pauline, n° 16, la nommée Lemaire (Anna), 28 ans, présentant une éruption discrète de variole. L'éruption a débuté le 6 janvier.

La malade a des abcès et des furoncles nombreux sur la face et sur les membres ; elle est dans un état d'affaiblissement très grand.

Pendant sa convalescence, la malade est prise le 10 février d'un érysipèle de la face autour d'un petit abcès situé sur la joue droite. Les phénomènes généraux n'ont pas été très marqués : cet érysipèle avait disparu trois jours après, le 13 février. Le 18 février, la malade est prise d'une seconde poussée d'érysipèle, avec extension au dos et à la poitrine. Les phénomènes généraux ont été plus intenses cette fois ; la malade a eu quelques vomissements et un peu de délire pendant deux ou trois jours. Puis tout est rentré dans l'ordre, et le 18 mars la malade quitte l'hôpital.

Obs. XVII (recueillie dans le service de M. Brouardel, hôpital Temporaire en 1870, obs. inédite).

Le 16 avril 1870 est entrée salle Saint-Antoine, n° 52, la nommée Granjean (Hélène), 24 ans.

Variole discrète. Vaccinée une fois ; pas de variole. Dans les antécédents un érysipèle.

Début de la variole le 13 ; entre le 16 : éruption papuleuse discrète, à la face et à la poitrine.

La température axillaire est de 37°,5.

Le mardi, 19, suppuration (7e jour de la maladie) ; pustules dans l'arrière-gorge. Au 16e jour (vendredi 22), pleine de squamation. Sort le 25 avril pour le Vésinet. Immédiatement après son arrivée au Vésinet, hémoptysies, épistaxis, puis apparition d'un érysipèle qui a successivement envahi toute la face, disparaissant plusieurs fois d'un côté pour reparaître sur l'autre. La malade n'a pas noté de frissons ni de vomissements au début. Le gonflement était considérable; les paupières boursouflées les yeux complètement fermés. Sortie du Vésinet, la malade vient consulter M. Brouardel, qui constate un gonflement de la paupière gauche et la desquamation de l'érysipèle. Puis la malade a présenté les signes de tuberculose pulmonaire.

Obs. XVIII (recueillie dans le service de M. Brouardel, hôpital Temporaire, en 1870, obs. inédite).

Greinier (Catherine), 21 ans, est entrée le 21 avril 1870, salle Saint-Antoine, n° 22; au début d'une éruption d'une varioloïde discrète. La température axillaire est montée à 39,6. Début de la dessiccation, le 25. Le 28, la malade va au Vésinet.

Cinq jours après son entrée à l'asile, la malade est prise d'amygdalite intense; d'abord du côté droit, puis à gauche. Au huitième jour, apparition d'un érysipèle qui, débutant par les ailes du nez, envahit bientôt la face toute entière. Le gonflement a été considérable, mais il n'a pas gagné le cuir chevelu. Le 30 mai, la guérison est complète.

Obs. XIX (recueillie dans le service de M. Brouardel, hôpital Temporaire, en 1870, obs. inédite. Voir tracé n° 1). — Varioloïde. — Erysipèle au 12e jour.

Lefebvre (Clarisse), 38 ans, est entrée le 15 juin 1870, salle Saint-Antoine, n° 7. Début de la maladie le samedi 11. Frissons. Rachialgie. Mardi 14, au soir (quatrième jour de la maladie), début de l'éruption qui se complète le lendemain. L'éruption siège sur la face et les bras. Pas de rash. La température est à 38,2. La maladie suit son cours. Le 20 juin, la température est tombée à la normale; on voit apparaître à l'intérieur des vésicules desséchées, des taches ecchymotiques. L'état général de la malade reste bon.

Le mercredi 22 (douzième jour de l'affection) gonflement, rougeur de la joue droite; apparition du bourrelet érysipélateux, sans frissons bien nets ni vomissements, mais la température atteint 38,4. Le pouls à 104.

Le soir la température est à 38,2. Pouls 100.

Le jeudi 23, l'érysipèle a augmenté; il envahit presque toute la face. La température reste à 38,8.

Le samedi 25, même état de l'érysipèle. Gonflement considérable de l'œil droit. Le soir, la température est montée à 39°, le pouls à 96.

Le lendemain 26, le petit abcès de la paupière inférieure droite s'est percé; il s'écoule une certaine quantité de pus; la température descend à 38°.

Le jour suivant, nouvel abcès gingival, du même côté: enfin le gonflement de la joue diminue peu à peu; on fait des injections phéniquées dans l'abcès. Bon état général. La malade sort guérie, le 3 juillet.

Obs. XX (recueillie dans le service de M. Brouardel, hôpital Temporaire, en 1870, obs. inédite. Voir tracé n° 2). — Variole discrète. Eruption secondaire scarlatiniforme. — Erysipèle au 20e jour.

Deroo Pauline, 28 ans, entre le 18 mai 1870, salle Saint-Antoine, n° 29.

Lundi 16, début de la maladie par courbature générale, angine, douleur précordiale; puis des vomissements.

Le jeudi 19 (troisième jour de la maladie), début de l'éruption. Rash scarlatiniforme très intense. Les boutons s'ombiliquent au cinquième jour. L'angine persiste, le rash a disparu.

Le mercredi 25 (dixième jour de l'affection) on voit apparaître une coloration rouge foncé, sans gonflement ni ganglions; sans bourrelet érysipélateux. Diagnostic : éruption scarlatiniforme secondaire. La température est à 40,5. L'angine persiste.

La desquamation épithéliale, par plaques, commence par la partie droite de la poitrine, le lundi 30 (quinzième jour de l'affection); la température revient peu à peu à la normale. Mais le samedi 4 juin (vingtième jour de la maladie), bien que les desquamations scarlatineuse et variolique soient complètes, la malade est plus fatiguée.

La face est rouge; la région sous-maxillaire du côté droit est douloureuse et présente un ganglion; on remarque une rougeur érysipélateuse, lie de vin, du voile du palais du même côté; la langue est sale, et il y a inappétence. Le soir, la température monte à 40°; le pouls est à 120.

Le lendemain dimanche, 5 juin, le gonflement, qui était d'abord limité à une partie de la face, envahit bientôt les yeux; les paupières sont boursouflées. Bourrelet sur le front. La température le soir est à 39,6.

Le lundi 6, la face est moins rouge; le front est tuméfié; l'érysipèle n'envahit pas le cuir chevelu.

La température a baissé; elle est à 38,5. A partir de ce moment, la température baisse, la rougeur disparaît.

La malade entre en convalescence et sort le 3 août.

Obs. XXI (recueillie dans le service de M. Brouardel, hôpital de la Pitié, obs. inédite. Tracé n° 3). — Varioloïde. — Erysipèle de la face.

Mousset (Eugène), 20 ans, entre le 4 juin 1879, salle Saint-Benjamin, n° 14, avec une éruption discrète de varioloïde. La maladie a commencé le 26 mai par un malaise général. Les symptômes du début n'ont pas été très accentués; le malade entre le dixième jour de sa maladie. Il a été vacciné dans son enfance. Pas de contagion appréciable. La maladie suit son cours et la température est revenue à la normale le quatorzième jour, lorsque le quinzième jour, nous voyons la température s'élever; cependant le malade ne se plaint pas, et son état général reste bon. Le seizième jour la température atteint le degré de la veille, et le malade continue à ne pas se plaindre, lorsque nous voyons une rougeur érysipélateuse au niveau du grand angle de l'œil droit. L'érysipèle était survenu sans que le malade fût averti de sa présence par le moindre phénomène général; par conséquent il n'y avait pas eu de vomissements, pas de céphalalgie, etc. L'érysipèle s'étend sur la joue droite, puis gagne ensuite la joue gauche, mais ne gagne pas le cuir chevelu. Neuf jours plus tard, a défervescence se fait rapidement et le thermomètre qui, le vingt-quatrième jour, marquait 39,6, le vingt-cinquième jour au matin marque 37°. Le malade reste encore quelques jours en convalescence, et sort complètement guéri le 3 juillet.

Obs. XXII (recueillie dans le service de M. Brouardel, hôpital de la Pitié, en 1879, obs. inédite. Tracé n° 4). — Variole cohéro-confluente. — Erysipèle de la face.

Bérault (Antonin), 38 ans, tailleur, entre le 10 mai 1879 en pleine éruption de variole cohéro-confluente. A été vacciné étant enfant; non revacciné, non variolé. Est à Paris depuis cinq mois. Pas de contagion appréciable. Début de la maladie le 4 mai. Rachialgie, frissons, céphalalgie, vomissements, constipation.

Eruption le 7 mai ; cohérente, tendant à la confluence.

Le 25 mai, le malade présente un abcès de la fesse.

4 juin. Le malade est pris de mal de gorge; à l'inspection, on voit le pharynx et les amygdales très rouges. La température qui était à 37° monte à 39°.

Le 5. La température atteint le soir 39,4.

Le 6. Nous remarquons un érysipèle de la face, débutant par le grand angle de l'œil droit; la température est à 40,2 le matin et le soir 40,9.

L'érysipèle gagne peu à peu tout le côté droit de la face, mais ne s'étend pas à gauche. Le cuir chevelu n'est pas envahi. L'érysipèle suit son cours d'une manière régulière et le 10 juin au soir le thermomètre marquait 40°; le 11 au matin avait lieu la défervescence et la température était tombée à 37°. Le malade sort guéri le 2 juillet.

Obs. XXIII (recueillie dans le service de M. Brouardel, hôpital de la Pitié, en 1879, obs. inédite. Tracé n° 5). — Variole cohérente. — Erysipèle de la face.

Larcher (Louis), 34 ans, charcutier, entre le 29 mai 1879, salle Saint-Benjamin, n° 2, présentant une éruption de variole cohérente. Antécédents alcooliques. Vacciné dans son enfance.

Pas de contagion appréciable. La maladie a débuté par les symptômes ordinaires de la variole.

Pendant les premiers jours le malade a eu un peu de délire.

La variole suit sa marche sans présenter de phénomènes particuliers.

Le 8 juin (15e jour de la maladie), le malade est pris d'angine érysipélateuse qui dure quatre jours.

Le 12 juin (19e jour de la maladie), un petit abcès se forme sur la joue droite du malade; cet abcès est le point de départ d'un érysipèle qui vient se former tout autour. Le malade n'a pas eu de vomissements, pas de frissons, pas de céphalalgie; l'érysipèle s'est déclaré sans phénomènes généraux, et ses signes physiques accompagnés de l'élévation de température ont été les seuls symptômes observés. Trois jours après a lieu la défervescence et la température qui le 14 juin au soir était de 41,8 tombe à 36,8 le 15 au matin.

Le 18. Le malade présente une nouvelle poussée d'érysipèle qui finit le 23 juin, six jours après son début.

La desquamation se prolonge beaucoup. Le malade sort le 10 juillet, guéri.

Obs. XXIV (recueillie dans le service de M. Brouardel, hôpital de la Pitié, en 1879. Tracé n° 6). — Variole discrète. — Erysipèle de la face.

Bonnet (Eugène), 18 ans, maçon, entre le 30 mai 1879, présentant une éruption discrète de variole.

Vacciné dans son enfance. Pas de contagion appréciable. Le malade a eu les symptômes ordinaires que présente la variole au début.

Le malade était en pleine période de desquamation lorsque le 15 juin (22e jour de l'affection) il est pris d'un érysipèle ayant son siège sur la joue gauche. Le malade n'a pas eu de phénomènes généraux appréciables au début de son érysipèle. Pas de nausées, pas de vomissements, pas de céphalalgie, pas de délire. La fièvre seule est venue troubler sa convalescence. L'érysipèle n'a pas envahi la joue droite, et ne s'est pas étendu au cuir chevelu.

Le 22 juin le malade était guéri de son érysipèle et sortait le 9 juillet complétement guéri.

Obs. XXV (recueillie dans le service de M. Brouardel, hôpital de la Pitié, en 1879, obs. inédite. Tracé n° 7). — Variole confluente. — Erysipèle de la face.

Hervé (Eugénie), 15 ans, blanchisseuse, entre le 1er novembre 1879, salle Saint-Benjamin, présentant une éruption confluente de variole. La malade a été vaccinée dans son enfance, non revaccinée; pas de contagion appréciable. La maladie a débuté le 29 octobre avec de la rachialgie, de la céphalalgie et de la constipation. Pas de vomissements.

On remarque un léger rash avec pointillé hyperémique aux aines.

La maladie présente une marche régulière et n'offre rien de particulier à noter.

La malade était en pleine convalescence lorsque le 6 janvier (70e jour du début de l'affection) la malade est prise d'un érysipèle de la face, ayant son point de départ au niveau de l'angle interne de l'œil droit. Pas de phénomènes généraux venant faire soupçonner le début prochain d'un érysipèle. La malade qui avait le soir du 5 janvier 37°, se réveille avec une température de 39,6. Le début de l'érysipèle a donc été insidieux. L'érysipèle ne gagne pas le cuir chevelu et reste limité à la joue droite. Six jours après la défervescence avait lieu et la température oscillait entre 36° et 37°.

Tout allait bien quand le 18 janvier la température remonte et atteint 41° le 19 au soir. La malade a une nouvelle poussée d'érysipèle du côté gauche qui guérit en trois jours; le 21 janvier la température redevenait normale. Cet érysipèle n'a pas non plus été précédé de phénomènes généraux. La malade sort le 31 janvier complètement guérie.

Obs. XXVI (recueillie dans le service de M. Brouardel, par M. Chauffard, interne du service, hôpital de la Pitié, observation inédite. Tracé n° 8). — Variole discrète. — Erysipèle de la face.

Scheffer (Gustave), 34 ans, maçon, entre le lundi 19 janvier 1880, salle Saint-Benjamin. Le malade a été vacciné dans son enfance ; n'a pas été revacciné.

Le malade raconte que le 15 janvier il s'est refroidi, a été pris de frissons, de mal de tête, de vomissements.

Il n'a pas eu de point de côté bien net.

Le lendemain de son entrée, le 20 janvier, on a porté le diagnostic : variole.

Le 22, début de l'éruption qui est discrète.

Le 28, le malade se plaint de douleur et d'un gonflement de l'angle de la mâchoire droite.

Le 31, le malade est pris d'un frisson intense qui commence à quatre heures du soir et ne finit qu'à onze heures. Le même jour on remarque un érysipèle sur la joue droite.

Le malade n'a pas eu de vomissements ; pas de céphalalgie.

Le lendemain, 1er février, l'érysipèle gagnait le cou et s'étendait jusqu'à la nuque. Le cuir chevelu n'a pas été envahi. L'état général du malade est bon ; il accuse un peu de constipation (lavement purgatif). Le septième jour du début de l'érysipèle, la température semblait vouloir reprendre la normale, quand le lendemain, 7 février, une nouvelle ascension de la courbe nous accuse une petite poussée érythémateuse de la joue gauche qui disparaît au bout de trois jours.

Le 10 février, la température redevient normale.

Le malade va bien et sort le 18 février complètement guéri.

Obs. XXVII (recueillie dans le service de M. Brouardel, hôpital de la Pitié, par M. Chauffard, interne du service, obs. inédite. Tracé n° 9). — Variole discrète. — Erysipèle de la face.

Saldor (Adèle), 49 ans, non vaccinée, entre le 15 février 1880, salle Saint-Benjamin, présentant une éruption discrète de variole.

La maladie a débuté le 8 avec de la céphalalgie, des épistaxis, de la rachialgie et des vomissements.

Début de l'éruption le 11 février.

La maladie suit son cours régulièrement.

La malade était dans la période de dessiccation, lorsque le 24 février (seizième jour de la maladie), elle fut prise d'un mouvement fébrile que rien ne faisait soupçonner. En examinant avec attention le visage de la malade, nous aperçûmes une petite plaque d'érysipèle sur la joue droite. Cet érysipèle est resté fixe et ne s'est étendu ni sur la joue gauche, ni sur le cuir chevelu.

Le cinquième jour après le début de l'érysipèle, la température redevenait normale, et la malade sortait guérie, le 6 mars.

Obs. XXVIII (recueillie dans le service de M. Brouardel, hôpital de la Pitié, obs. personnelle. Tracé n. 10). — Variole cohéro-confluente — Erysipèle de la face.

Laforêt (André), 22 ans, maçon, non vacciné dans son enfance, entre le 14 février 1880, salle Saint-Benjamin, n° 11, avec une éruption cohéro-confluente de variole.

La maladie a débuté le 11 février par de la céphalalgie, de la rachialgie et des épistaxis.

La variole ne présente rien de particulier pendant son cours.

Le malade était en pleine convalescence, lorsque le 12 avril il est pris d'un mouvement fébrile assez intense, sans que rien ne pût expliquer cette ascension subite de la température. En examinant avec soin le visage du malade, nous aperçûmes un petite rougeur érysipélateuse sur la joue gauche.

Le malade n'a pas eu de frissons : pas de vomissements ; il n'y a pas eu d'engorgements glanglionnaires.

L'érysipèle présente quelques phlyctènes. Il ne gagne pas la joue droite, mais il s'étend au cuir chevelu.

L'état général du malade est bon.

Le malade ne va pas très bien à la selle (lavement purgatif).

Le 19 avril (huitième jour de l'érysipèle), la température redevient normale

Nous voyons que cet érysipèle a suivi la marche classique de l'érysipèle ordinaire, c'est-à-dire que la défervescence a eu lieu le huitième jour, comme cela arrive habituellement dans l'érysipèle : malgré son extension au cuir chevelu, l'érysipèle a été relativement bénin.

Le 25 avril, le malade reprenait son service de garçon de salle.

OBS. XXIX (recueillie dans le service de M. Brouardel, hôpital de la Pitié, obs. personnelle. Tracé n. 11). — Variole discrète. — Erythème de la face.

Le nommé Grapperon (Edouard), 41 ans, menuisier, entre à l'hôpital de la Pitié le 29 avril 1880. Début de la variole le 24 avril ; le 27 apparaît l'éruption. La variole a été discrète et a suivi une marche régulière qui n'a rien offert de particulier à noter. Le malade était en pleine période de dessiccation, lorsque le 7 mai (quinzième jour de la maladie), il s'aperçoit que sa joue gauche enfle dans l'après-midi ; ce gonflement est survenu d'une façon tout à fait insidieuse : le malade n'a pas eu de frissons ; pas de nausées ni de vomissements ; il a eu un peu de gonflement des ganglions sous-maxillaires. La rougeur érysipélateuse a débuté par l'angle interne de l'œil gauche ; il n'y a ni bulle ni vésicule ; la peau est chaude, tendue, non douloureuse à la pression. Le même jour la rougeur s'est portée sur la joue droite.

La langue est un peu rouge sur les bords et blanche au centre ; l'état général est bon malgré la fréquence du pouls qui est à 115.

Le 8 mai, nous constatons que la rougeur érysipélateuse ne s'est pas étendue : la nuit a été assez bonne ; le malade n'a pas eu de délire. La fièvre est presque tombée ; le pouls est à 90, la température à 38°.

Le 9 mai, le malade n'a plus de fièvre ; température 37°, pouls 70. L'état général est toujours bon ; la rougeur est moins vive et ne s'étend pas. Légère constipation (lavement purgatif).

Le 10, la rougeur n'existe presque plus.

L'état général est bon. Pas de fièvre.

La disparition subite de l'affection nous fait diagnostiquer un érythème de la face et non un érysipèle. Mais le début de l'érythème a été le même que celui d'un érysipèle, il n'a différé de celui-ci que par sa terminaison plus rapide, et c'est la température qui nous a surtout guidé dans le diagnostic, vu le peu d'intensité des phénomènes généraux du début.

De plus, sous les croûtes qui existent sur la face, on voit une légère suppuration s'établir et durer assez longtemps sans que, cependant, l'état général du malade s'en ressente. Dans les observations d'érysipèles que nous fournissons, nous n'avons jamais constaté la moindre suppuration.

Obs. XXX (recueillie dans le service de M. Brouardel, en 1870, hôpital Temporaire, obs. inédite. Tracé n. 12). — Variole confluente. — Erysipèle de la face.

La nommée Regard (Suzanne), 30 ans, couturière, entre salle Saint-Antoine, nº 16, le 25 mai 1870, présentant sur la face et les membres une éruption confluente de variole qui paraît avoir débuté deux jours avant l'entrée de la malade. Vaccinée dans sa jeunesse.

Le 29 mai, début de la période de suppuration.

Aphasie presque complète.

1er juin, début de la dessiccation à la face ; mal de gorge.

Lundi 6, la dessiccation est complète sur tout le corps.

Le haut de la poitrine et les bras commencent à se desquamer.

Le mal de gorge continue.

Le 9. La parole est toujours difficile; mal de gorge persistant.

Le 13. Engorgement d'un ganglion sous-maxillaire. On remarque un abcès en voie de formation à la fesse.

Le 16. L'état général est bon. Le ganglion sous-maxillaire n'augmente pas et est toujours douloureux. Abcès en voie de formation à la joue.

Le 18. Etat général bon.

Le 19 (28ᵉ jour de la maladie). On remarque un érysipèle de la face du côté gauche avec ascension de la température; la malade n'a pas eu de vomissements ; pas de céphalalgie; le phénomènes généraux du début de l'érysipèle ont été très peu marqués.

Le pouls est à 96 le matin, et le nombre des respirations est de 24.

Le soir, la malade a 112 pulsations et 24 respirations par minute.

Le 20, l'érysipèle s'est étendu sur la joue gauche et a gagné le côté droit. Pouls le soir, 120. Respiration, 20.

L'état général de la malade n'est pas mauvais.

Le 21, l'érysipèle s'est beaucoup amélioré : la peau du visage est moins gonflée et la desquamation commence déjà à se faire. Abcès aux jambes.

Le 22, l'érysipèle diminue toujours et desquame. L'état général reste toujours bon. Les abcès des jambes se sont ouverts.

Le 24. La malade est complètement guérie de son érysipèle.

Obs. XXXI (recueillie dans le service de M. Brouardel, en 1879, hôpital de la Pitié, obs. inédite. Tracé n. 13). — Variole discrète. — Erysipèle de la face.

Le 3 juin 1879, entre salle Saint-Benjamin, nᵒ 25, la nommée Ledormeur (Reine),30 ans, domestique, présentant une éruption très discrète de variole. La malade a été vaccinée étant enfant. Le début de la maladie date du 30 mai, et s'est manifesté par de la rachialgie, des vomissements, de la céphalalgie. La malade ne paraît pas avoir de contagion appréciable à signaler.

Début de l'éruption le 2 juin.

3 juin. Légère apparition des règles, que la malade avait déjà eues régulièrement dix jours avant.

La marche de la maladie n'offre rien de particulier à signaler.

Le 19, la malade se plaint d'un léger mal de gorge.

Le 27 (29ᵉ jour de la maladie), nous remarquons une petite plaque d'érysipèle sur la joue droite. Cet érysipèle n'a pas été précédé des symptômes généraux qui surviennent le plus habituellement dans l'érysipèle, c'est-à-dire de vomissements, de céphalalgie, de nausées, etc.; il est survenu d'une façon insidieuse.

Le 28. La fièvre est un peu moins forte; l'érysipèle s'étend un peu plus. L'état général est bon.

Le 29, l'érysipèle gagne la joue gauche; légère constipation de la malade (lavement simple).

Le 30, la rougeur érysipélateuse ne s'étend pas et ne gagne pas le cuir chevelu. L'état général de la malade continue à être bon.

Enfin, le 6 juillet, l'érysipèle a complétement disparu, et la température a repris la normale. Sortie de l'hôpital le 23 juillet.

Obs. XXXII (recueillie dans le service de M. Rigal, hôpital Saint-Antoine, par M. Barthélemy, interne du service). — Variole cohéro-confluente. — Erysipèle des membres. — Obs. inédite.

X...,42 ans, est entré dans le service de M. Rigal, pavillon 7, n° 4, pour une variole cohéro-confluente.

La variole a été très grave chez ce malade; la période de suppuration a été fort longue, très pénible, et on a craint pendant quelque temps l'infection purulente : le malade a été épuisé par sa maladie. A la fin de la période de suppuration, survint un hlegmon énorme du bras et de l'avant-bras (du côté droit) avec sphacèle et large perte de substance consécutive. Malgré cela, le malade guérit de son phlegmon.

La période de dessiccation touchait à sa fin; quelques croûtes existaient seulement sur la face et le dos des mains, lorsque le malade fut pris d'un érysipèle, avec symptômes généraux graves : frissons, vomissements, sueurs, céphalalgie et fièvre ardente.

On craignait que tous ces phénomènes généraux si graves fussent le signal de l'infection purulente; on examine le cou, le cuir chevelu; on cherche tout autour de la plaie, au coude dans l'aisselle; on ne voit rien. On arrive à l'extrémité des doigts où se trouvaient des croûtes et de l'épiderme en voie de desquamation. On remarque de la rougeur, de la douleur, du gonflement ; de plus, le bourrelet de l'érysipèle était manifeste et couvrait le dos de la main droite.

Emollients. Toniques. Sulfate de quinine.

La température atteint 40° ; le malade a des frissons répétés et des vomissements.

Le lendemain matin, le malade se plaint d'une céphalalgie intense, avec des sueurs abondantes.

L'érysipèle gagne le poignet.

Trois verres d'eau de Sedlitz. Bain de bras d'une heure. L'érysipèle arrive jusqu'à la moitié de l'avant-bras, mais s'arrête à 5 ou 6 centimètres du bord de la plaie; il n'a jamais envahi la plaie.

L'érysipèle a guéri rapidement par résolution.

Le malade n'a pas présenté d'autres accidents et est sorti très bien guéri.

Obs. XXXIII (recueillie dans le service de M. Rigal, hôpital Saint-Antoine, par M. Barthélemy, interne du service). — Variole discrète. — Erysipèle de la face. — Obs. inédite.

X..., 35 ans, couturière, entre dans les salles, présentant les symptômes d'une variole.

Deux jours après son arrivée, début de l'éruption qui fut discrète.

Rien de particulier dans la marche de la maladie.

La malade était en pleine convalescence de sa variole, la fièvre avait disparu depuis cinq à six jours, quelques croûtes isolées recouvraient seulement les ailes du nez, quand elle fut prise d'un érysipèle de la face.

La malade eut quelques frissons et un peu de céphalalgie, de l'anorexie, langue sale.

L'érysipèle a débuté par la joue gauche, et s'est étendu sur la joue droite; mais il n'a pas envahi le cuir chevelu; il est resté limité à la face. Les yeux étaient complètement fermés, et les paupières très étendues, en un mot l'érysipèle présentait tous les caractères de l'érysipèle primitif.

Cet érysipèle guérit rapidement sans suppuration par résolution, sans le moindre abcès des paupières.

Obs. XXXIV (recueillie dans le service de M. Rendu, hôpital Tenon, par M. Couilly, externe du service, obs. inédite. Traçé n. 14). — Variole confluente. — Erysipèle de la face.

Le 1er avril 1880, entre à l'hôpital Tenon, salle Tenon n° 12, le nommé Guiseppe (sujet autrichien), 39 ans, présentant un éruption très nette de variole confluente. Le malade raconte qu'il a commencé à s'apercevoir des premiers symptômes de la maladie le 29 mars. Il a été pris de frissons, de fièvre intense, de rachialgie, de céphalalgie et de vomissements.

Actuellement l'éruption est confluente sur le tronc, les membres et surtout la face : on remarque aussi l'éruption sur l'arrière-gorge et le voile du palais. Pas de rash.

Le malade a du délire les jours suivants.

Le 6, débute le gonflement de la face.

Le 10, commence la période de dessiccation.

Le 13, on trouve quelques traces d'albumine dans l'urine, qui disparaît complètement le 15.

Le malade entre en convalescence le 21.

Dans la nuit du 23 au 24, le malade est pris subitement de violents frissons, de céphalalgie et de fièvre intense.

Le matin du 24, on remarque à l'angle externe de l'œil droit, là où se trouve une petite plaie des téguments laissée par la chute des croûtes, une rougeur érysipélateuse empiétant sur les paupières qui sont rouges et tuméfiées. Nausées, langue sale, céphalalgie ; pas d'albumine dans l'urine. Eau de Sedlitz, sulfate de quinine 0,50 cent. Poudre d'amidon sur les parties malades.

Le 25, l'érysipèle s'est étendu ; il occupe tout l'espace qui se trouve entre l'œil et l'oreille et il commence à envahir le cuir chevelu dans la région temporale. Mêmes symptômes généraux, urine très albumineuse.

Le 26, l'érysipèle occupe toute la partie du cuir chevelu qui recouvre le pariétal droit. Albumine. En auscultant le cœur, on entend un bruit de souffle systolique à la pointe.

Le 27. L'érysipèle ne fait plus de progrès : l'albumine est en moins grande quantité qu'hier. Le malade est encore très oppressé le soir.

Le matin du 28, les symptômes généraux s'amendent d'une façon très notable. L'érysipèle commence à pâlir. On remarque encore une petite trace d'albumine dans l'urine.

Le 29. L'érysipèle disparaît de plus en plus. Diarrhée. Encore un peu d'albumine.

Le 30, la peau reprend sa coloration normale. Trace d'albumine.

Le 1er mai, le malade est complètement guéri; l'appétit revient, plus d'albumine, disque d'acide urique.

Le malade était tout à fait bien dans la journée du 4 mai, il s'était promené dans le jardin une grande partie de l'après-midi, lorsque la nuit a été agitée et le malade a eu des cauchemars. Ce matin, 5 mai, il est pris de frissons, de fièvre, de céphalalgie; langue saburrale: autour de l'œil gauche, on constate une rougeur de la peau, qui paraît être le début d'une nouvelle poussée d'érysipèle: cette rougeur est un peu plus large qu'une pièce de 5 fr. en argent; on ne retrouve plus d'albumine dans les urines.

Le 6, la rougeur érysipélateuse ne tend pas à s'étendre. Albumine.

Le 7, la rougeur a presque complètement disparu. Plus d'albumine.

Le 9. Le malade est complètement guéri et doit sortir dans la semaine, de l'hôpital.

n°1
vation 19

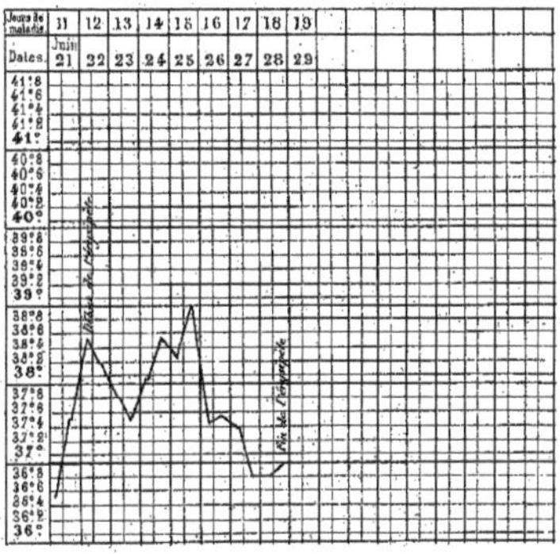

Tracé n°2
voir observation 20

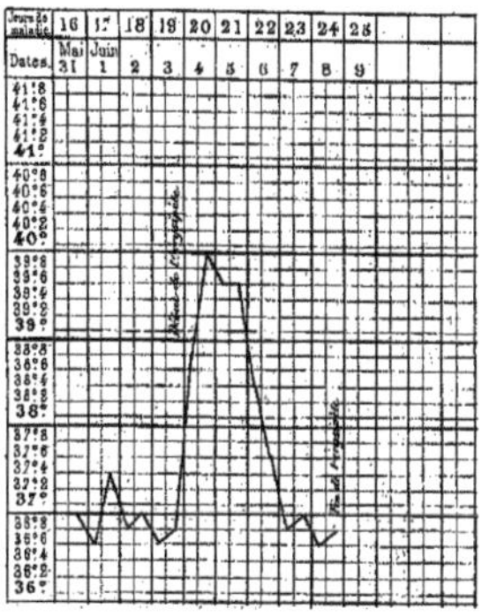

n°3
vation 21

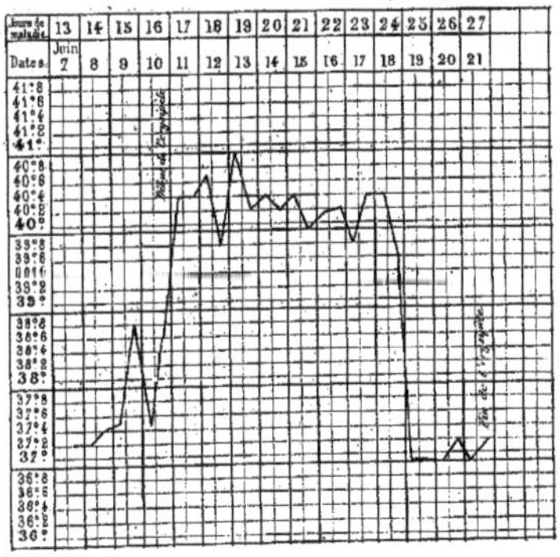

Tracé n°4
voir observation 22

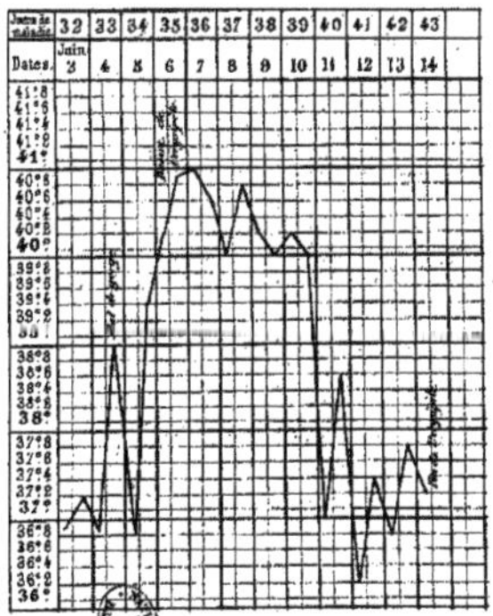

racé n° 5
bservation 23

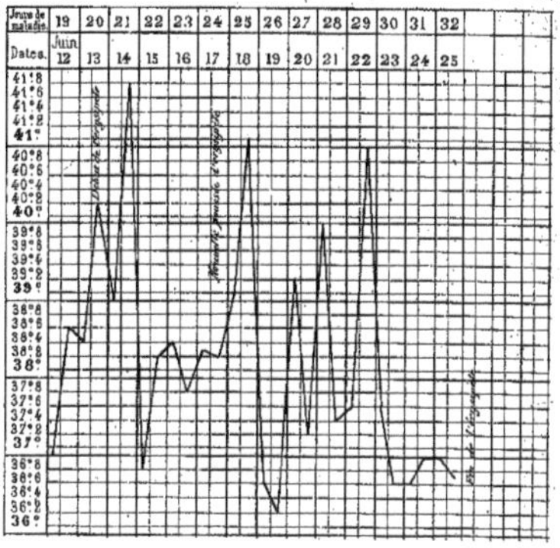

Tracé n° 6
voir observation 24

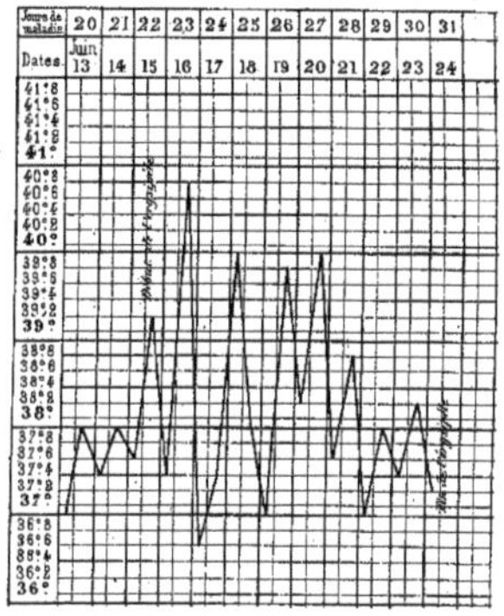

Tracé n° 7
voir observation 25

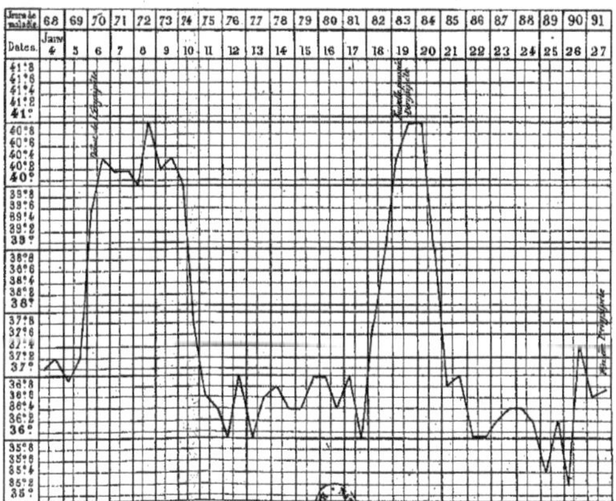

Tracé n° 8
observation 26

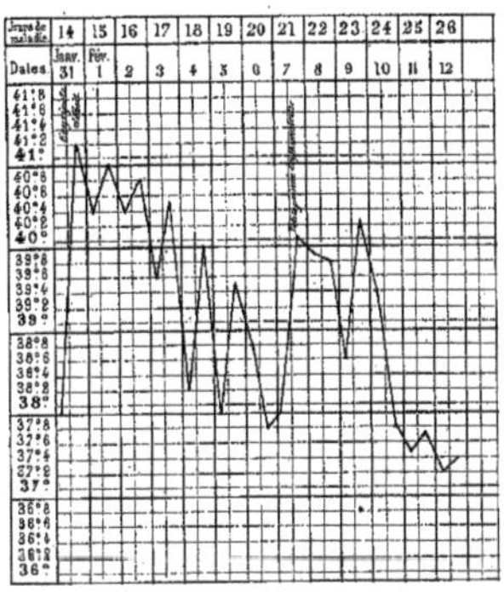

Tracé n° 9
voir observation 27

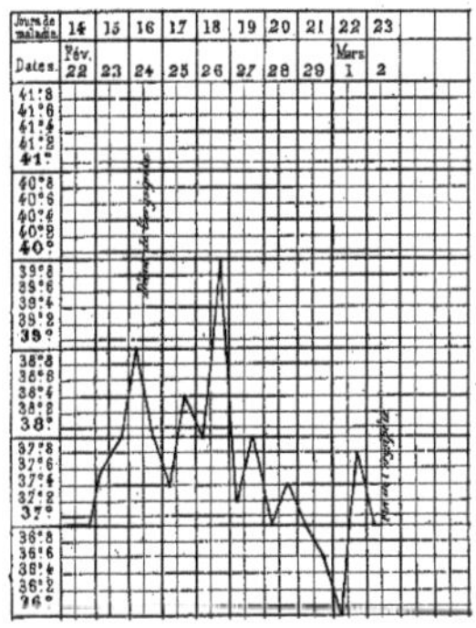

Tracé n° 10
r observation 28

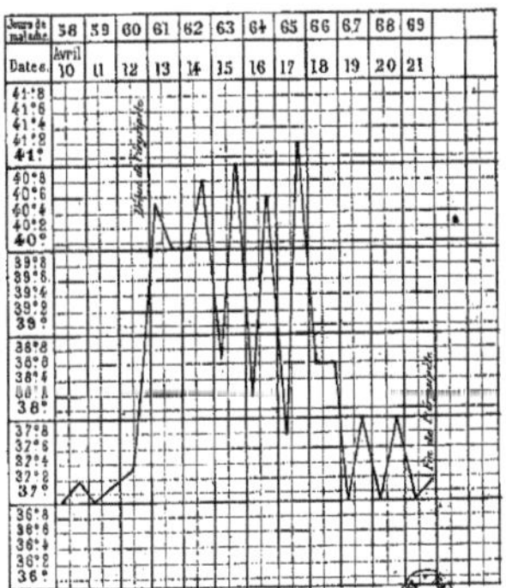

Tracé n° 11
voir observation 29

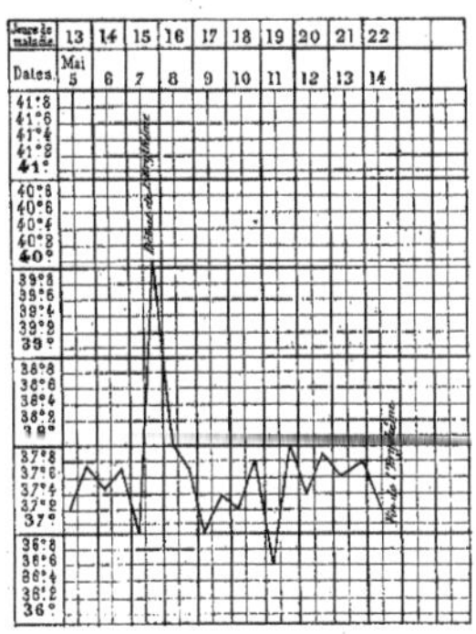

Tracé n° 12
observation 30

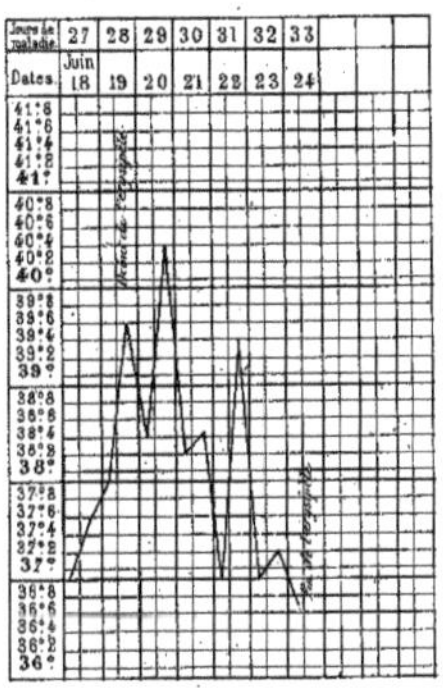

Tracé n° 13
voir observation 31

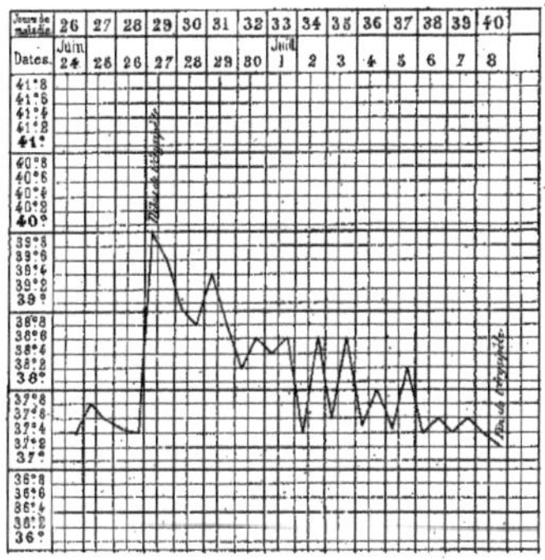

Tracé n° 14
voir observation 34

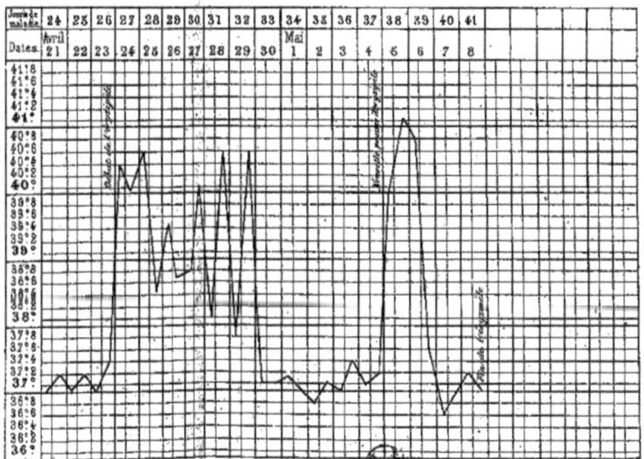

CONCLUSIONS.

1° L'érysipèle de la face est une complication assez fréquente de la variole, dans certaines épidémies.

2° Dans les cas que nous signalons, il est survenu plus souvent dans les varioles discrètes que dans les varioles confluentes, et, dans l'immense majorité des cas, il débute dans la période de dessiccation ou pendant la convalescence ;

3° Il peut passer inaperçu au début : la température sera le meilleur moyen de reconnaître son apparition ;

4° La terminaison a toujours été heureuse dans les cas que nous rapportons ;

5° Le diagnostic est facile : on ne pourrait le confondre surtout qu'avec le rash érysipélatoïde ;

6° L'érysipèle du tronc et des membres offre une physionomie toute différente ; il s'accompagne de foyers de suppuration multiples. Il a un pronostic beaucoup plus grave.

Paris. — A. PARENT, imp. de la Faculté de Médecine, r. M.-le-Prince, 29-31

A LA MÊME LIBRAIRIE

CADET DE GASSICOURT, médecin de l'hôpital Sainte-Eugénie. — **Traité clinique des maladies de l'enfance.** T. I, *Affections du poumon et de la plèvre.* — 1 vol. gr. in-8 de 500 pages, avec 76 figures dans le texte. 1880. 11 fr.
L'ouvrage sera complet en 2 vol.

CANDELLÉ (Dr Henri), ancien interne des hôpitaux de Paris, membre de la Société d'hydrologie médicale. — **Manuel pratique de médecine thermale.** — 1 vol. in-18 jésus de 450 pages, cartonné Diamant. 6 fr.

DELFAU (Dr Gérard), ancien interne des hôpitaux de Paris. — **Manuel complet des maladies des voies urinaires et des organes génitaux.** — 1 fort vol. in-18 de 900 pages, avec 150 fig. dans le texte. — Cet ouvrage est divisé en 6 parties, consacrées, la 1re au *Pénis*, la 2e à l'*Urèthre*, la 3e à la *Vessie*, la 4e à la *Prostate*, la 5e à l'*Appareil séminal*, et la 6e aux *Reins* 10 fr.

DUJARDIN-BEAUMETZ (Dr), médecin à l'hôpital Saint-Antoine. — **Leçons de clinique thérapeutique**, professées à l'hôpital Saint-Antoine. Recueillies par le Dr CARPENTIER, MÉRICOURT. Revues par l'auteur.
1er fascicule : *Traitement des maladies du cœur et de l'aorte.* 1 vol. gr. in-8 de 250 pages. 5 fr.
2e fascicule : *Traitement des maladies de l'estomac.* 1 vol. gr. in-8 de 340 pages avec une planche en chromolithographie. 7 fr.
3e fascicule : *Traitement des maladies de l'intestin et du foie.* 1 vol. gr. in-8 de 250 pages. 4 fr.
Prix du volume complet. 16 fr.

LANDOLT, directeur adjoint au laboratoire d'ophtalmologie à la Sorbonne. — **Manuel d'ophthalmoscopie.** — Un vol. in-18, cartonné Diamant, avec figures dans le texte. 1878. 3 fr. 50

LANESSAN (J.-L. DE), professeur agrégé d'histoire naturelle à la Faculté de médecine de Paris. — **Manuel d'histoire naturelle médicale (botanique et zoologie).** — 2 vol. in-18 jésus, formant 2,000 pages et contenant 1,600 figures dans le texte. 1879-1880. 20 fr.

PAULIER (A.-B.), ancien interne des hôpitaux de Paris. — **Manuel de thérapeutique.** Suivi d'un résumé de thérapeutique *infantile.* — 1 fort vol. in-18 de 1012 pages. 1878. 10 fr.

PAULIER. — **Manuel d'hygiène publique privée** et ses applications thérapeutiques. — 1 fort vol. in-18 de 800 pages. 1879. 8 fr.

PLAYFAIR (W.-S.), professeur d'obstétrique et de gynécologie à Kingls Colege, président de la Société obstétricale de Londres. — **Traité théorique et pratique de l'art des accouchements**, traduit et annoté sur la 2e édition anglaise (parue en décembre 1878), par le Dr VERMEIL. — 1 beau vol. gr. in-8 de 900 pages avec 200 fig. dans le texte. 1879. 15 fr.

SINETY (Dr L. DE) membre de la Société de biologie et des Sociétés anatomique et d'anthropologie de Paris. — **Manuel pratique de gynécologie et des maladies des femmes.** — 1 beau vol. in-8 de 850 pages, avec 160 fig *originales* dans le texte. 13 fr.

VULPIAN (A.), doyen de la Faculté de médecine, membre de l'Institut et de l'Académie de médecine, médecin de l'hôpital de la Charité, etc., etc. — **Maladies du système nerveux,** leçons professées à la Faculté de médecine de Paris. Recueillies par le Dr BOURCERET, ancien interne des hôpitaux. Revues par le professeur. *Maladies de la moelle.* — 1 vol. gr. in-8 compact 1879. 16 fr.

VULPIAN (A.), doyen de la Faculté de médecine, etc. — **Clinique médicale de l'hôpital de la Charité,** considérations cliniques et observations par le Dr F. RAYMOND, médecin des hôpitaux. Revues par le professeur. — *Rhumatisme, maladies cutanées, scrofules, maladies du cœur, de l'aorte et des artères, de l'appareil digestif, du foie, de l'appareil respiratoire, maladies générales, empoisonnements chroniques, syphilis, maladies du système nerveux.* — 1 fort vol. gr. in-8 de 958 pages. 1879. 14 fr.

Paris. — A. PARENT, imp. de la Faculté de Médecine, r. M.-le-Prince, 29-31.

www.ingramcontent.com/pod-product-compliance
Ingram Content Group UK Ltd.
Pitfield, Milton Keynes, MK11 3LW, UK
UKHW031938260826
14628UKWH00004B/1712

9 782019 650322